Urs Gisler

Geistiges Heilen und Handauflegen

Urs Gisler

Geistiges Heilen und Handauflegen

Die Selbstheilungskräfte aktivieren, stärken und nutzen

Aquamarin Verlag

Der Autor:

Urs Gisler verfügt über fünfunddreißig Jahre Erfahrung im Geistigen Heilen und war über zwanzig Jahre Mitglied der *National Federation of Spiritual Healers* (NFSH) in England. Mehrjährige Ausbildung als Atemtherapeut und I Ging-Berater. Über zwanzig Jahre Gruppenleiter für Meditation, feinstoffliches Wahrnehmungstraining und Geistiges Heilen. Dipl. Physiotherapeut, Dipl. Akupunkteur und Herbalist und seit über dreißig Jahren Leiter einer eigenen Praxis in der Region Zürichsee.

Deutsche Originalausgabe:

Voglherd 1 • 85567 Grafing
www.aquamarin-verlag.de

Umschlaggestaltung: Annette Wagner

Druck: CPI • Birkach

ISBN 978-3-89427-886-1

Inhalt

VORWORT

Urs Gisler steht als Geistheiler auf dem Boden einer klassischen Tradition. Er hat seine Ausbildung von englischen und deutschen Heilern erhalten, die alle in der Nachfolge des Nestors der Geistheilungs-Bewegung gearbeitet haben – Harry Edwards. Auch in seiner Heilungsarbeit in der Schweiz zeigen sich Parallelen zwischen Urs Gisler und Harry Edwards. Beide bevorzugten beziehungsweise bevorzugen das Arbeiten in der Zurückgezogenheit. Große öffentliche Auftritte entsprachen nicht ihrem persönlichen Stil. Heilung vollzieht sich eher in der Stille!

In seinem neuen Buch gewährt Urs Gisler seinen Leserinnen und Lesern einen tiefen, unverstellten Einblick in seine Arbeit. Sie können gleichsam durch seine Hände und seine Gedanken in die tägliche Praxis des Geistigen Heilens blicken. Dabei zeigt sich, dass wahre Heilungstätigkeit unspektakulär ist, weil sie ohne große Effekte auskommt. Wer zur Heilungstätigkeit wahrhaft berufen ist, wird seine Persönlichkeit, sein Ego stets zurücknehmen. In gewisser Hinsicht ist diese Zurücknahme sogar eine Grundbedingung, um heilen zu können. Man könnte auch sagen: Um heilen zu dürfen!

Heilung geschieht, wenn der Heiler nicht mehr da ist! Das meint natürlich nicht, dass er aus dem Behandlungszimmer verschwindet, sondern, dass er als Person hinter dem eigentlichen Heilungsgeschehen zurücktritt. ES heilt durch ihn! Dieses Buch zeichnet sich auch dadurch aus, dass dieses ebenso einfache wie geheimnisvolle Geschehen so weit mit Worten beschrieben wird, wie es überhaupt möglich ist.

In allen Kapiteln steht die praktische Seite des Heilens im Vordergrund. Von der Beschreibung der Wahrnehmungen beim Auflegen der Hände bis hin zur genauen Angabe über die Verteilung der Energien in den feinstofflichen Ebenen findet der Studierende alles, was ihm begegnen wird, wenn er oder sie sich einst selbst berufen fühlt, den erkrankten Mitmenschen zur Linderung ihrer Beschwerden die Hände aufzulegen.

Besonders wertvoll erscheint mir, dass der Verfasser immer wieder hervorhebt, dass es in keiner Weise um eine Konkurrenz zwischen der Schulmedizin und den alternativen Heilweisen geht. Im Idealfall ergänzen sich beide Wege zum Segen der Patienten!

Ein wichtiges Grundlagenwerk, das mit vielen irrigen Vorstellungen aufräumt, was Geistiges Heilen wirklich ist. Ich wünsche diesem wertvollen Buch viele Leser, die sich nach der Lektüre inspiriert fühlen, selbst den Weg zum Heilen mit den Händen einzuschlagen!

Dr. Peter Michel

Prolog

Seit fast vierzig Jahren begleite ich Menschen, die ihr körperliches oder seelisches Gleichgewicht verloren haben, mit meiner therapeutischen Arbeit und dem Geistigen Heilen.

Schon mit vierundzwanzig Jahren wurde ich durch eine persönliche Erfahrung gezwungen, mich mit den Themen von Gesundheit und Krankheit auseinanderzusetzen. Ein Tumor auf der Bauchspeicheldrüse, welcher durch einen Zufallsbefund bei mir entdeckt wurde, zeigte mir die Grenzen unseres Daseins auf. Die schmerzhaften Erfahrungen während dieser Zeit sind rückblickend nicht nur traumatische Erlebnisse, sondern auch ein Gewinn.

Nach einem mehrwöchigen Aufenthalt bei Geistheilern auf den Philippinen und meiner Rückkehr in die Schweiz begann ich eine Ausbildung im Geistigen Heilen bei der *National Federation of Spiritual Healers* (NFSH) in England. Nach einer mehrjährigen Ausbildungszeit wurde ich als Heiler durch die NFSH offiziell anerkannt.

Dieses prägende Lebensereignis führte dazu, dass ich einen neuen Weg einschlug. Die Ausbildungen zum Dipl. Physiotherapeuten sowie Dipl. Akupunkteur und Herbalist (TCM) gaben mir sowohl ein schulmedizinisches als auch ein alternativ-medizinisches Wissen.

Aus allen Aus- und Weiterbildungen meiner therapeutischen Laufbahn prägten die mehrjährige Ausbildung als I Ging-Berater und Atemtherapeut bei meiner Lehrerin Leonore Stapenhorst sowie die vielen Seminarbesuche im Familienstellen von Bert Hellinger meine Arbeit als Heiler besonders. Der Umgang mit dem I Ging erweiterte mein Verständnis für kosmische Gesetzmäßigkeiten, und die Atemarbeit förderte meine Körperwahrnehmung. Die geschulte Körperwahrnehmung ermöglichte es mir, energetische Abläufe in meinem Körper zu spüren. Diese Wahrnehmung verhalf mir schon frühzeitig, energetische Zusammenhänge im Körper nicht nur theoretisch zu verstehen, sondern diese auch direkt zu erfahren.

Das Geistige Heilen ist, ähnlich wie das Familienstellen, eine geistige Bewegung. Beim Familienstellen wird ein Stellvertreter von einem geistigen Feld oder einer geistigen Bewegung erfasst. Der Stellvertreter versucht dabei, diese Bewegung wahrzunehmen und sich von ihr durchdringen zu lassen. Er wird vom geistigen Feld bewegt, und durch die Bewegung des Stellvertreters wird das geistige Feld sichtbar.

Der gleiche Vorgang findet bei einer Geistigen Heilung statt. Der Heiler stellt sich als Stellvertreter oder Kanal zur Verfügung, wird von einem universellen Heilungsfeld oder einem geistigen Helfer erfasst und überträgt das harmonisierende Heilungsfeld auf den Klienten.

Die innere Haltung beim Heilen ist die gleiche wie beim Familienstellen. Heiler und Stellvertreter einer Familienstellung stellen sich beide in den Dienst eines geistigen Feldes. Beide nehmen sich innerlich zurück und lassen sich durch ein geistiges Feld bewegen.

Auch in der Atemarbeit erfahren wir uns als Stellvertreter von etwas Größerem. Wenn es gelingt, den Atem nicht mehr zu kontrollieren und nur noch stiller Betrachter zu sein, werden wir verbunden mit einem universellen Atem. Die Erfahrungen aus der Atemarbeit und dem Familienstellen haben mich in meiner Tätigkeit als Heiler immer wieder neu befruchtet und mich dabei unterstützt, meine Verbindung zur geistigen Welt zu vertiefen.

In meinem ersten Buch – *Geistheilung – Grundlagen, Gesetzmäßigkeiten und Möglichkeiten* – habe ich neben einem ausführlichen autobiografischen Kapitel auch ein grundlegendes Verständnis über die verschiedenen Ebenen des Geistigen Heilens vermittelt. In diesem Buch gebe ich einen persönlichen Einblick in meine tägliche Arbeit als Therapeut und Heiler.

Coping – Phasen der Krankheitsverarbeitung

Die klassischen Phasen einer Krankheitsverarbeitung sind, wie schon bei E. Kübler Ross beschrieben:

1. Schock/Verleugnung
2. Zorn/Aggression
3. Verhandeln
4. Depression
5. Akzeptanz

Diese Phasen erlebte ich auf ähnliche Art und Weise, als man mir die Diagnose eines Bauchspeicheldrüsentumors eröffnete; und auch bei meinen Klienten kann ich diese Phasen erkennen und miterleben. Die Phasen laufen aber nicht bei jedem Klienten in der gleichen Reihenfolge oder mit der gleichen Intensität ab. Die Intensität einer Phase ist abhängig von den emotionalen Grundmustern einer Person. Es kann sein, dass eine Phase übersprungen wird oder jemand in einer Phase steckenbleibt und mit seiner Bewältigungsstrategie nicht mehr weiterkommt. Als Heiler ist es daher wichtig, den physischen und den emotionalen Zustand eines Klienten zu erfassen und ein Bewusstsein für die Krankheitsphasen des Klienten zu erlangen. In diesem Kapitel werde ich mich aber nicht exakt an den anfangs beschriebenen chronologischen Ablauf der einzelnen Phasen halten. Ich möchte mich nicht zu sehr an einem Konzept orientieren, sondern den Erfahrungen folgen.

Heilung kann ein spontaner Akt sein; aber Spontanheilungen sind nicht die Regel. In den meisten Fällen benötigt der Heilungsprozess Geduld. Der Weg aus der Krankheit ist ein Weg zurück zur Ganzheit. Dieser Weg erfordert vom Klienten, von seinen Angehörigen, Freunden und vom Behandler die notwendige Geduld, denn sie alle gehören dazu und können jeweils eine Wandlung durchlaufen. Für den Klienten, seine nahen Angehörigen und Freunde ist es wichtig, dass man die Verarbeitungsphasen zulässt, damit ein inneres Wachstum und ein Erkenntnisprozess in Gang gesetzt werden kann.

Die Behandlung eines Klienten ist leider nicht immer erfolgreich; denn der Behandler kann nicht in das Schicksal eines Klienten eingreifen. Wenn eine Krankheit zu weit fortgeschritten ist, begleitet ein Heiler den Klienten manchmal auf seinem letzten Lebensabschnitt und hilft ihm dabei, entspannter und mit mehr Vertrauen vom Leben Abschied zu nehmen.

Ich erinnere mich gut an meine Krankheitsgeschichte vor vierzig Jahren. Nach Erhalt meiner Diagnose durch den Stationsarzt fiel ich in einen Schockzustand. Meine Umgebung und meine Mitmenschen konnte ich nicht mehr richtig wahrnehmen. Ich geriet in einen tranceähnlichen Zustand und erinnere mich noch gut daran, dass meine Eltern und Freunde mir helfen wollten, aber mich nicht mehr erreichten. Ihre gut gemeinte Hilfe drang nicht zu meinem Innersten vor. Ich fühlte mich gelähmt und isolierte mich völlig von meiner Umgebung. Trotzdem war es im Nachhinein wichtig für mich, dass meine Nächsten für mich da waren und mich begleiteten, obwohl ich sie nur durch einen Nebel wahrgenommen habe. Es unterstützte mich, dass sie mich weder mit Behandlungsmöglichkeiten noch anderen Lösungswegen bedrängten. Meine Seele benötigte Zeit und Raum, um zu begreifen, was passiert war.

In meiner Praxis erlebe ich oft, dass sich die Angehörigen nach der ersten Phase der Diagnose-Eröffnung hilflos fühlen, weil sie den betroffenen Menschen nicht erreichen können. Es ist schwer, diese Hilflosigkeit auszuhalten, weil wir es gewohnt sind, sofort nach Lösungen zu suchen, und das Gefühl haben, wir müssten unverzüglich handeln. Es liegt im Geist der Zeit, immer sofort Lösungen erzwingen zu wollen. Manchmal ist es unklug, Prozesse zu forcieren. Eine Krankheit entsteht nicht zufällig oder aus dem Nichts. Oft missachteten wir über einen längeren Zeitraum unsere physischen und psychischen Grenzen, bevor die Krankheit sich manifestierte. Eine Krankheit ist für den Betroffenen sowie diejenigen Menschen, welche ihm nahestehen, eine Chance innezuhalten, um sich mit ihrem Lebensweg und ihrer Lebensführung auseinanderzusetzen.

Leider fällt uns diese Haltung in der heutigen Zeit immer schwerer. Alles ist darauf ausgerichtet, dass es für jedes Leiden sofort eine Lösung gibt und wir umgehend bestrebt sind, diese zu finden, um die Krankheit zu beheben. Es ist mir natürlich bewusst, dass es Situationen und Krankheiten gibt, bei denen man unverzüglich handeln muss und nicht abwarten darf. Falls wir keine Zeit zur Verarbeitung einer Diagnose haben, können wir diesen Prozess auch nach erfolgter Erstintervention beginnen. Meine Bauchspeicheldrüsentumor-Diagnose erhielt ich erst nach einem operativen Eingriff. Es handelte sich um einen Zufallsbefund bei einem Routine-Eingriff. Es wurde bei mir ein Bruch der Bauchmuskelwand diagnostiziert. Erst bei der Operation zur Korrektur der Bauchmuskulatur wurde der Tumor entdeckt, und mein Verarbeitungsprozess begann nach diesem Eingriff.

Wie kommt es aber dazu, dass wir krank werden? Krankheit ist der Verlust eines Gleichgewichts, und sie ist ein Signal oder Warnzeichen, dass der betroffene Mensch innehält, um sich darüber bewusst zu werden, wie dieses Gleichgewicht wieder zurückerlangt werden kann. Ein Schockzustand ist ein Einfrieren einer Situation. Im Falle einer Diagnose zwingt sie den Menschen dazu, innezuhalten. In meinem Verständnis von Krankheit und Heilung ist diese Phase der Systemlahmlegung nötig, damit wir zur Besinnung kommen. Nachträglich bezeichne ich diese Schockphase als einen der wichtigsten Momente in meiner Phase der Krankheitsbewältigung. Wenn wir diesen Prozess verweigern und die Krankheit und das Geschehene verdrängen, dann verpassen wir es, in uns hineinzuhorchen und die Lehren aus dem Geschehen zu ziehen.

Viele Klienten setzen nach einer Diagnose sofort sämtliche Hebel in Bewegung, um alle Behandlungsmöglichkeiten auszuschöpfen und nichts zu verpassen. Ihr Leben wird von diesem Zeitpunkt an durch Arztbesuche, Therapietermine, Internetinfos und anderes mehr bestimmt. In unserem westlichen Verständnis wird eine Krankheit als Feind angesehen. Wir bekämpfen sie mit allen uns zur Verfügung stehenden Möglichkeiten, um sie zu beseitigen oder zu eliminieren. Sicherlich ist es verständlich und auch notwendig, dass wir die richtigen medizinischen Schritte zu einer Genesung einleiten. Es ist aber im Endeffekt nicht die Bekämpfung der Krankheit, die zur Gesundung führt. Eine Heilung erfolgt nie durch Kampf. Bekämpfen wir eine Krankheit, so findet kein Erkenntnisprozess statt, und wir haben den Sinn der Krankheit nicht verstanden. Im Kampfmodus sind wir nicht in der Akzeptanz, sondern befinden uns im Stadium der Auflehnung oder der Aggression.

Viele Klienten fühlen sich nach dem ersten, kaum überwundenen Schock wütend auf das Leben, ihren Körper und ihr Schicksal. Aus dieser Wut heraus mobilisieren sie ihre Kraft für den Kampf gegen die Krankheit. Wut und Aggression kann zwar im richtigen Moment unsere Energie mobilisieren, um in eine Handlung zu kommen, aber sie ist nicht hilfreich darin, einen inneren Prozess einzuleiten. Durch Wut, Auflehnung oder Aggression entsteht keine echte Form der Selbsterkenntnis, und oft führen diese heftigen Emotionen zu neuen Symptomen. Auf der energetischen Ebene manifestiert sich Wut im Sonnengeflecht. Sie führt zu einer Überaktivität des dritten Chakras, des Solarplexus-Zentrums. Mit einem übermäßig aktivierten Solarplexus-Zentrum reagiert ein Mensch in den meisten Fällen sehr emotional. So kann sich eine gesunde Aggression, welche im Leben nötig ist, um seine Grenzen zu definieren, in unkontrollierbare Wut verwandeln und sich gegen die Mitmenschen oder in Form von Autoaggression gegen den Verursacher selbst richten.

Auf organischer Ebene manifestiert sich Wut und Frustration in der Leber. Die Leber hat eine wichtige Funktion im Energiekreislauf des Menschen. Sie ist zuständig für einen sanften und harmonischen Fluss der Körperenergie. Die Leber ist das Verteilerorgan für die Lebensenergie des Körpers. Die gesamten Organe im oberen Bauchbereich werden durch das Solarplexus-Zentrum gesteuert. Wenn das Solarplexus-Zentrum durch die Wut, Frustration und Aggression gestört ist, wird auch die feinstoffliche Funktion der Energieverteilung durch die Leber gestört. Wut und Frustration führen dann zu einem energetischen Stau im Leberbereich und stören die Energieverteilung durch die Leber. Medizinisch kann in der Regel, in den Anfangsphasen eines energetischen Ungleichgewichts, keine messbaren Veränderungen der Leberwerte feststellt werden. Die gemessenen Leberwerte befinden sich meist über eine längere Zeitdauer noch im normalen Bereich.

Zum Glück ist unser Körper ein Wunder der Natur. Er verfügt über eine beeindruckende Fähigkeit, energetische Störungen auszugleichen und zu kompensieren. Wird eine Störung diagnostisch nachweisbar, so kann davon ausgegangen werden, dass diese Störung sich schon über eine längere Zeitdauer auf der feinstofflichen Ebene manifestiert hat. Ein geschulter Heiler kann diese feinstofflichen Störungen wahrnehmen. Dadurch ist es ihm möglich, physische Störungen oft schon im Anfangsstadium zu erkennen und auszugleichen.

Die Klienten fragen mich am Ende einer Behandlung häufig, was ich wahrgenommen habe. Ich bleibe immer vorsichtig und zurückhaltend mit meinen Antworten, obwohl der Umgang mit Energiefeldern zu meinem Alltag gehört. Ich bewege mich während den Heilsitzungen in einer feinstofflichen Welt. Die feinstofflichen Bereiche des Menschen sind konstant in Bewegung und in einem Wandlungsprozess. Ohne diesen Wandel stirbt das Leben ab. Erst die Wandlung garantiert das Leben. Feinstoffliche Disharmonien sind für mich normal und ein Ausdruck des Lebens. Erst wenn ein energetisches Ungleichgewicht über Wochen und Monate besteht, weil es dem Menschen nicht mehr gelingt, sein Gleichgewicht zurückzuerlangen, beginnt sich diese Störung physisch zu manifestieren und zeigt sich in Form einer Krankheit. Für die meisten Klienten ist die Heilarbeit eine neue und unbekannte Welt, und ihnen sind die feinstofflichen Ebenen und ihre Bedeutung unbekannt. Aus diesem Grund besteht immer die Gefahr, bei Aussagen über feinstoffliche Störungen missverstanden zu werden.

Vor einigen Jahren fragte mich eine Klientin am Ende einer Heilbehandlung, was ich wahrgenommen habe. Im Zustand des Heilens versuche ich mich zu entspannen, meinen Geist ruhig zu halten und mich voll und ganz auf die Heilenergie zu fokussieren. Nach Beendigung des Heilvorgangs benötige ich noch einen kurzen Augenblick, um wieder in meine physische Präsenz zu kommen. Viele meiner Klienten sind im Alltag gefangen und haben Mühe, sich zu entspannen und sich selbst wahrzunehmen. Sie möchten eine Bestätigung von mir, statt in sich hineinzuhorchen und zu erspüren, welche Veränderungen durch die Heilbehandlung im Körper erfolgt sind. Unvorsichtigerweise erklärte ich damals meiner Klientin, dass ich in der Behandlung einen Druck in ihrem Herzbereich erspürt hatte. In ihrem Fall nahm ich mir am Ende der Behandlung zu wenig Zeit, um mich wieder zu sammeln – und ich erzählte ihr meine Wahrnehmung. Leider fügte ich meiner Aussage keine weitere Erklärung dazu. Erst im Nachhinein realisierte ich, dass die Klientin nicht in der Lage war, meine Erklärung richtig einzuordnen. Ihr fehlte das Grundlagenwissen über die feinstofflichen Abläufe und Zusammenhänge im menschlichen Körper. Eine energetische Störung muss nämlich nicht immer auf eine Krankheit hinweisen. Im Falle dieser Klientin handelte es sich um eine energetische Störung, welche durch eine emotionale Überlastung ausgelöst wurde. Es obliegt der Erfahrung und den Fähigkeiten des Heilers, diese richtig einzuordnen und verständlich zu kommunizieren.

Klienten gehen meist vom Schlimmsten aus. Viele sind durch die Krankheit verunsichert und haben das Vertrauen in ihre Wahrnehmung verloren. Oft lassen sie sich auch durch ihre Mitmenschen beeinflussen und gehen auf all die gut gemeinten Ratschläge ein. Diese sind aber in den wenigsten Fällen für den Klienten wirklich hilfreich und sorgen nur noch zusätzlich für Verwirrung. Die Klientin ging daher nach der Behandlung und meiner Aussage nach Hause und begann im Internet nach möglichen Herzkrankheiten zu suchen. Sie kam völlig aufgelöst zur nächsten Behandlung; denn bei ihrer Suche im Internet stolperte sie über sämtliche Herzkrankheiten und malte sich danach die schlimmsten Krankheitsszenarien aus. Sie klagte über Druck in der Brust, Albträume, Schlafstörungen, Schwitzen in der Nacht und heftiges Herzrasen. Ich stimmte mich zu Beginn der Behandlung auf ihren Herzbereich ein, um mir Klarheit über ihren aktuellen Gesundheitszustand zu verschaffen. Ihr Herzbereich fühlte sich organisch gesund an, wies aber im feinstofflichen Bereich eine massive emotionale Störung auf. Aus meiner Sicht führten ihre Ängste zu einem verstärkten emotionalen Ungleichgewicht im Herzbereich und lösten ihre beschriebenen Symptome aus. Als TCM-Therapeut waren mir ihre Symptome bekannt. Sie zeigten ein klares Muster auf, und zusammen mit meiner feinstofflichen Wahrnehmung konnte ich diese richtig einordnen. Ich klärte die Klientin darüber auf, dass ihr Herz gesund sei und es sich mehr um eine emotional verursachte Störung handelte. Sie war dankbar über meine Erklärung, und es gelang ihr gut, in der Heilbehandlung zu entspannen. Wenn sich die Klienten entspannen können, ist es einfacher für mich, sie zu behandeln. Durch die Heilbehandlung wurde das energetische Ungleichgewicht im Herzbereich wieder ausgeglichen, und ihre Symptome verschwanden nach dieser Behandlung vollständig. Ich realisierte einmal mehr, dass wir mit unseren Worten eine große Kraft besitzen und es wichtig ist, verantwortungsvoll mit unseren Aussagen umzugehen.

Rechtlich gesehen, ist es Komplementärtherapeuten und Heilern nicht erlaubt, zu diagnostizieren. Die feinstoffliche Wahrnehmung ist für mich ein wertvolles Instrument und hilft mir dabei, den Gesundheitszustand eines Klienten umfassender zu verstehen. Eine erweiterte Wahrnehmung ist eine wertvolle Unterstützung in der Heilungsarbeit. Sie sollte aber nicht nach außen kommuniziert werden. Als Heiler bewege ich mich in der Behandlung in einer feinstofflichen Welt, und diese prägt einen bedeutenden Teil meines Alltags. Für viele Menschen ist der feinstoffliche Bereich des Lebens jedoch eine unbekannte und fremde Welt, und sie haben oft Angst davor. Die feinstoffliche Welt ist aber nichts Gefährliches oder Okkultes. Sie ist die Welt, welche hinter der sichtbaren Welt vielen Menschen verborgen bleibt. Die feinstofflichen Ebenen unseres Daseins sind aber die Wurzeln unserer sichtbaren, realen Welt und bilden die Basis des sichtbaren Lebens.

Obwohl der größte Teil der Menschheit nur die sichtbare Realität anerkennt, bedeutet das nicht, dass kein Zugang zu diesen Ebenen existiert. Jeder Mensch trägt die unsichtbaren, feinstofflichen Ebenen in sich. Sie sind ein Bestandteil seiner Existenz, und jeder Mensch verfügt über das Potenzial, sich den Zugang zur feinstofflichen Welt bewusst zu machen. Mit etwas Talent und regelmäßigem Üben ist sie den meisten Menschen allmählich zugänglich. In meinen Kursen und Ausbildungen versuche ich den Kursteilnehmern auf eine praktische Art und Weise die Heilungsarbeit näherzubringen und ihnen einen fundierten Zugang zur feinstofflichen Arbeit zu ermöglichen. Manchmal begegne ich aber Klienten, die auch noch Jahre nach einer durchlebten Krankheit in einem Bereich der Krankheitsbewältigung stecken geblieben sind.

Ein Behandlungsbeispiel

Eine Klientin kam auf Empfehlung zu mir in die Behandlung. Einige Jahre zuvor hatte sie die Diagnose Brustkrebs erhalten. In der Erstbehandlung machte sie einen gesunden und vitalen Eindruck auf mich. Sie hatte eine Operation plus Chemotherapie gut überstanden, ernährte sich bewusst und wirkte physisch wieder gut in Form. Im Erstgespräch stellte sich aber heraus, dass sie immer noch mit ihrem Schicksal haderte. Nach der Operation und Chemotherapie fühlte sie sich sehr verletzt in ihrer Weiblichkeit und konnte auch Jahre danach nicht akzeptieren, was passiert war. Sie kam zu mir in die Behandlung, weil sie sich immer noch im Stadium der Auflehnung und Wut gefangen fühlte. Durch die Heilbehandlung erhoffte sie sich, dass es ihr leichterfallen würde, ihre Krankheit zu akzeptieren. Sie wünschte sich, ihre Wut und Auflehnung abzulegen und innerlich frei zu werden. Nebenbei erwähnte sie, dass sie seit einiger Zeit unter Schlafstörungen litt. Wir vereinbarten drei Behandlungstermine. Eine Woche nach der ersten Heilbehandlung rief sie an und sagte den ersten Folgetermin ab. Meine Frau nahm den Anruf entgegen und erkundigte sich bei ihr über den Grund der Absage. Die Klientin meinte, dass es ihr schon nach der ersten Behandlung ausgezeichnet ginge und sie keine weiteren Behandlungen mehr benötige. Erstaunt äußerte sie sich darüber, dass auch ihre Schlafstörungen nach der ersten Behandlung vollständig verschwunden waren, obwohl ich diese gar nicht behandelt hätte! Meine Frau erklärte ihr, dass sich geistige Heilung auf verschiedenen Ebenen auswirken könne und diese Methode einen ganzheitlichen Ansatz habe.

In ihrer ersten Behandlung konzentrierte ich mich auf die Harmonisierung des Sonnengeflechts und der Leber. Die Behandlung entspannte die Klientin. Sie löste die durch Wut und Auflehnung entstandene Energiestagnation und führte in einem „Nebeneffekt" dazu, dass die Klientin wieder schlafen konnte.

Sie erklärte meiner Frau, dass es ihr nach der Behandlung gelungen sei, ihre damals erlebte Krankheit zu akzeptieren und ihre Wut abgeklungen sei. Die Behandlung löste einen Knoten. Das Annehmen einer erlebten Krankheit führt oft dazu, dass die Energie wieder frei fließt und dadurch die Selbstheilungskräfte besser mobilisiert werden können. Als positiver Nebeneffekt der Behandlung konnte die Klientin wieder besser schlafen. Manchmal sind die eigentlichen Ursachen für gesundheitliche Störungen nicht klar erkennbar. So erzählen mir Klienten öfters, dass sie als Nebeneffekt der Behandlung tiefer schlafen könnten und sich die Behandlung auch auf andere Bereiche ihres Lebens positiv auswirken würde. Sie würden sich allgemein entspannter fühlen und das Vertrauen in ihren Körper und das Leben hätte sich verbessert. In sich hineinzufühlen und wahrzunehmen, an welchen Weggabelungen wir im Leben zu wenig auf unsere Intuition geachtet haben, ist eine Reise nach innen. Es ist ein sanfter Vorgang und erfolgt aus einem Zustand der Stille.

Aggression ist ein dynamisches Gefühl, welches uns überschwemmt und verhindert, dass wir auf den Klang unserer inneren Stimme hören. Ohne diesen Zugang auf sein Innerstes ist es schwierig, einen neuen Weg einzuschlagen. Loszurennen, um jedem äußeren Hoffnungsschimmer zu folgen, ohne zuerst in die Stille zu gehen und in sich hinein zu spüren, endet oft in einer Sackgasse. Ohne ein Innehalten verfolgen wir den Weg zur Genesung mit der gleichen Intention und Lebensweise wie den bisherigen Weg, welcher uns in die Krankheit geführt hat. Dies führt erfahrungsgemäß selten zu einer Genesung.

Viele Klienten nehmen ihre Krankheit als Kampfansage. Die Sätze: „Ich kämpfe bis zum Schluss“, „Ich gebe mich nicht geschlagen“ oder „Mein Wille ist stärker“ gehören leider zum Standardrepertoire. Welche Bedeutung hat aber die Aussage: „Mein Wille ist stärker?“ Diese Aussage bedeutet für mich nichts anderes, als dass wir die Entscheidung über Leben und Tod haben und uns mit unserem Willen über die Gesetze von Leben und Tod hinwegsetzen können. Ist es uns aber wirklich möglich, diese Entscheidungen selbst zu treffen?

Ich erinnere mich an einen langjährigen Klienten von mir. Er kam öfters wegen wiederholter Rückenschmerzen zu mir in die Behandlung, und es gelang mir meistens, mithilfe einer Heilbehandlung seine Beschwerden zu lindern oder auch vollständig zu beheben. Nach einer längeren Behandlungspause meldete er sich mit einem neuen

Anliegen bei mir. Bei einer medizinischen Untersuchung stellte der behandelnde Arzt ein Prostata-Karzinom fest. Bei der folgenden notwendigen medikamentösen Behandlung litt er unter Schmerzen im Unterleib und offenen Beinen. Ich begleitete ihn in seinem Genesungsprozess mit regelmäßigen Heilungssitzungen und unterstützte ihn bei zusätzlichen heilungsfördernden Maßnahmen für seine Beine. Nach einigen Wochen besserte sich sein Gesundheitszustand deutlich, und wir konnten die Behandlung beenden. Doch einige Wochen nach Behandlungsabschluss rief mich seine Tochter an. Sie teilte mir am Telefon mit, dass ihr Vater aufgrund eines Unfalls verstorben sei. Bei einer Fahrt ins Grüne mit seiner Frau geriet ein entgegenkommendes Auto auf die Gegenfahrbahn und kollidierte frontal mit dem korrekt fahrenden Fahrzeug meines Klienten. Seine Frau überlebte den Unfall, aber mein Klient verstarb noch am Unfallort. Eine langjährige Begleitung eines Klienten baut oft eine tiefe persönliche Bindung auf. Auch wenn wir uns bewusst sind, dass Leben und Sterben ein normaler Kreislauf sind, trifft ein unerwarteter Abschied tief. Trotz sämtlicher Behandlungen und Maßnahmen schien der Zeitpunkt seines Abschieds vorbestimmt gewesen zu sein. Die positive Entwicklung seines Gesundheitszustandes mit all den Maßnahmen, ihn zu unterstützen, konnten nichts seinem persönlichen Schicksal entgegenhalten.

Wenn ich die komplexen Krankheitsgeschichten einzelner Klienten jeweils lese, kann ich oft eine logische Abfolge der verschiedenen Krankheitsereignisse erkennen und erhalte ein Verständnis für den Weg, den ein Klient eingeschlagen hat. Aus der Perspektive des Betrachters ist es manchmal verblüffend zu sehen, mit welcher Energie es Menschen *in eine* Krankheit zieht oder mit welcher Energie es einen Menschen *aus dem* Leben zieht. Die Seele eines Menschen befindet sich oft im Wiederspruch mit seiner Persönlichkeit und geht einen anderen Weg. Obwohl die Kranken jeweils betonen, dass sie gesund werden möchten und oft auch das Wissen dazu hätten, ihr Ziel zu erreichen, kann der Betrachter von außen erkennen, dass ihre Handlungen von einer anderen Ebene gesteuert werden.

Ein weiteres Behandlungsbeispiel

Vor einigen Jahren erzählte ich einer Patientin meine Krankheitsgeschichte. Ich sprach darüber, dass ich in meinen jungen Jahren einen Bauchspeicheldrüsentumor hatte und aufgrund dieses Befundes auf die Philippinen flog, um einen Geistheiler aufzusuchen. Sie erzählte ihrem Bekannten meine Geschichte, und dieser entschloss sich daraufhin, zu mir in die Behandlung zu kommen. Nebst einer Heilbehandlung wollte er von mir persönlich die Geschichte über meinen Aufenthalt auf den Philippinen erfahren. Als er in die erste Sitzung kam, stellte ich mit Bedauern fest, dass ich ihm nicht mehr helfen konnte. Er hatte Leberkrebs im Endstadium, und die Symptome waren eindeutig. Die behandelnden Ärzte gaben ihm nur noch wenige Wochen, und er erhoffte sich, durch meine Heilbehandlungen und einen Aufenthalt bei einem Geistheiler auf den Philippinen wieder gesund zu werden. Ich erklärte ihm, dass ich ihn auf seinem letzten Teil seines Weges mit dem Geistigen Heilen begleiten könne, um ihm den Abschied zu erleichtern. Von einem Aufenthalt auf den Philippinen riet ich jedoch ab. Ich war mir sicher, dass er zu schwach für diese Reise war. Trotzdem gab ich ihm den Rat, meinen Freund Georg anzurufen. Er stammt aus Indien und lebt mit seiner Frau und seinen Kindern in der Schweiz. Georg ist ein begnadeter Ayurveda-Arzt, und ich hatte das Gefühl, dass er vielleicht noch eine Möglichkeit finden könne, um meinen Klienten zu unterstützen. Es war mir bekannt, dass Georg in seiner Praxis immer über mehrere Monate ausgebucht ist; trotzdem war ein zeitnaher Termin möglich. Leider war es auch Georg nicht möglich, meinem Klienten hier in der Schweiz einen Weg zur Heilung anzubieten. Er verfügt aber über sehr gute Kontakte in Indien und hat vor einigen Jahren selbst damit begonnen, eine Ayurveda-Klinik in Indien aufzubauen. Mittlerweile hat er schon den Aufbau einer zweiten Klinik abgeschlossen, und ich vermittle ihm immer gerne Klienten, die für ihren Genesungsprozess eine Auszeit benötigen.

Georg organisierte also für meinen Klienten innerhalb einer Woche einen Aufenthalt bei einem Ayurveda-Meister in Indien, der sich auf die Behandlung von Krebs spezialisiert hatte. Der Klient blieb drei Wochen in Indien und meldete sich nach seiner Rückkehr wieder bei mir. In der ersten Behandlung nach seiner Rückkehr stellte ich erstaunt fest, dass der Klient keinerlei Symptome des Leberkrebses mehr zeigte. Vor seiner Reise nach Indien war seine Haut infolge seiner Krankheit gelb verfärbt und sein Bauch stark geschwollen. Seine Haut hatte nun wieder eine normale und gesunde Farbe, und sein Bauch war auch unauffällig und nicht mehr mit Wasser gefüllt.

Das Energiefeld einer Krebskrankheit im Endstadium verändert sich stark. Im Gegensatz zu einem Energiefeld eines gesunden Menschen, fühlt sich das feinstoffliche Feld eines Krebses im Endstadium extrem heiß an. Das war auch bei meinem Klienten vor seiner Reise nach Indien der Fall. Als ich ihn das erste Mal behandelte, fühlte sich das Energiefeld seiner Leber unter meinen Händen glühend heiß an, und meine Handflächen brannten. Die Energie seiner Leber war wie ein loderndes Feuer. Die Behandlung verursachte in meinen Händen stechende Schmerzen und bereitete mir zu Beginn einige Mühe, mich vollständig zu entspannen und das universelle Heilungsfeld durch mich wirken zu lassen. Zum Glück dauert dieser Zustand jeweils nur einen kurzen Moment. Sobald die geistige Welt die Führung übernommen hatte, lösten sich die negativen Gefühle in meinen Händen auf. Indem ich das Heilungsfeld auf den Klienten übertrage, werde auch ich in dieses Feld miteinbezogen. Mit jeder Heilung, die ich gebe, erfahre auch ich Heilung.

Nach seiner Rückkehr aus Indien fühlte sich sein Energiefeld wieder ruhig und harmonisch an. Ich war sehr erstaunt und erfreut über seinen Gesundheitszustand. Ein solches Ereignis hatte ich bis zu diesem Zeitpunkt noch nie erlebt. Als ich mit meinem Klienten sprach, befiel mich ein eigenartiges Gefühl. Ich spürte, dass der Klient nicht realisierte, welches Wunder er erleben durfte. Ausdrücklich versuchte ich ihm nochmals ans Herz zu legen, die Ernährungsratschläge des Ayurveda-Meisters konsequent zu befolgen. Nach der Behandlung teilte er mir mit, dass er keine weitere Behandlung mehr benötige. Er fühle sich gesund, und es sei ja jetzt wieder alles in Ordnung. In den folgenden Tagen bekam ich einen Anruf von Georg. Er teilte mir den Inhalt seines Telefonats mit dem Ayurveda-Meister in Indien mit. Durch die Behandlung, die der Klient in Indien erhalten hatte, sowie die Einhaltung einer strikten Diät könne der Klient noch bis zu fünf Jahre leben. Eine vollständige Heilung sei in seinem Fall aber leider nicht mehr möglich gewesen. Sie hätten in Indien aber alles getan, um seine Lebensspanne zu verlängern und ihm zu helfen. Nach zwei Monaten rief mich der Klient wieder an und wollte einen Behandlungstermin mit mir vereinbaren. Am Telefon erzählte er mir, dass sich sein Gesundheitszustand seit einigen Wochen rapide verschlechtert habe. Er bat mich um Hilfe und um meinen Rat.

Mit Bestürzung stellte ich in der vereinbarten Sitzung fest, dass er wieder sämtliche terminalen Symptome und Zeichen aufwies. Seine Gesichtsfarbe war wieder gelblich und sein Bauch deutlich geschwollen. Ich konnte mir diese plötzliche Verschlechterung seines Gesundheitszustandes nicht erklären. Im Gespräch erzählte er mir, dass er nach seiner Rückkehr aus Indien das Gefühl hatte, noch zusätzlich etwas unternehmen zu müssen, um seine Gesundheit zu verbessern. Er hörte aus seinem Bekanntenkreis von einem Naturarzt aus der Zentralschweiz, und er entschloss sich zu einer Behandlung bei ihm. Der Naturarzt verordnete dem Klienten in der ersten Sitzung Kaffeeeinläufe sowie die Einnahme von rohem Getreide. Mir war augenblicklich bewusst, dass diese fahrlässigen Maßnahmen seinen labilen Gesundheitszustand aus dem Gleichgewicht brachten. Der Klient wies im Akutzustand aus Sicht der TCM extreme Hitzezeichen auf. In der Ayurvedischen Medizin wurde bei ihm eine massive Zunahme von Pitta diagnostiziert, und der Ayurveda-Meister verordnete ihm daher eine strenge pitta-reduzierende Diät. Der Klient befand sich in einem labilen Gleichgewicht, und es war wichtig, dass er sich an die verordnete Diät hielt. Die Kaffeeeinläufe und die Einnahme von rohem Getreide erhöhten sein Pitta innerhalb kurzer Zeit und führten dazu, dass sich sein Gesundheitszustand wieder verschlechterte. Ich war ratlos und konnte ihm keine weitere Hilfe anbieten. Er fragte mich, ob er wohl wieder in die Behandlung zu Georg gehen könne. Georg und ich sprachen oft über unsere therapeutische Arbeit, und ich wusste von ihm, dass er Klienten, die sich nicht an die verordneten Maßnahmen hielten, nicht mehr weiter behandeln würde. Und so geschah es dann auch. Wir konnten ihm beide nicht mehr weiterhelfen. Einige Wochen später erreichte mich die Nachricht, dass der Klient verstorben war.

Er bekam ein unerwartetes Geschenk des Himmels. Scheinbar wollte seine Seele einen anderen Weg einschlagen, und er war nicht in der Lage, dieses Geschenk zu würdigen. Ereignisse wie dieses zeigen uns die Begrenztheit unserer Möglichkeiten auf. Am Ende entscheidet eine uns übergeordnete Instanz über Leben und Tod. Ich bin sicher, dass unsere Lebensspanne vorbestimmt ist. Durch eine unvernünftige Lebensweise können wir diese jedoch verkürzen. Den endgültigen Zeitpunkt eines natürlichen Abschieds können wir nicht selbst bestimmen. Das Leben ist ein Geschenk, welches wir in Dankbarkeit würdigen sollten. Dankbarkeit und ein achtsamer Umgang mit sich selbst unterstützen bei einer Krankheit den Heilungsprozess.

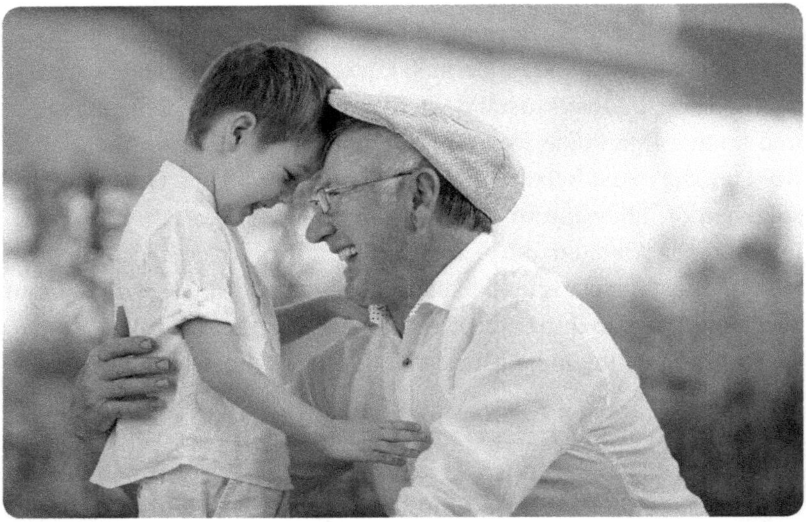

Heilsame Sätze

„Ich achte meinen Körper als Geschenk Gottes und bin dankbar, dass ich durch ihn sämtliche Erfahrungen in diesem Leben machen kann."

„Ich umarme mich und danke meinem Körper, dass er mich immer unterstützt hat. Ich gebe ihm die Liebe und Anerkennung, welche er verdient."

„Mein Körper: Ich sehe deinen Schmerz und dein Leiden, und ich anerkenne, was du für mich bisher in diesem Leben geleistet hast."

Wenn wir diese Leitsätze täglich mehrere Male wiederholen, unterstützen wir den Selbstheilungsprozess.

Wir können unseren Körper und unsere Organe als ein Familiensystem betrachten. Diese Übung ist eine weitere Möglichkeit, um unsere Selbstheilungskräfte zu aktivieren und das Gleichgewicht wiederherzustellen. Jedes Organ ist ein wichtiger Teil unserer Körperfamilie und trägt durch seine unermüdliche Arbeit dazu bei, dass unser Körper gesund bleibt. Unser Körper und unsere Organe verfügen über ein Bewusstsein, mit welchem wir mithilfe von gezielten Übungen kommunizieren können.

Die folgende Meditations- und Visualisationsübung praktiziere ich gerne in meinen Meditationsgruppen. Sie hilft den Teilnehmern, das innere Gleichgewicht zu erlangen und einen Aufschluss über den persönlichen Gesundheitszustand zu erhalten.

Übung: Organmeditation

Setze dich bequem auf einen Stuhl oder ein Meditationskissen.

Schließe deine Augen und betrachte deinen Atem.

Versuche in deiner Ausatmung, alles zu entspannen und loszulassen: Die Gesichtsmuskulatur, den Nacken, die Schultern und den Brustkorb.

Entspanne deine Rückenmuskulatur so weit, dass nur noch die für eine aufrechte Haltung benötigte Grundspannung besteht.

Visualisiere dir ein Bild einer Wohnküche oder eines Esszimmers mit einem großen Esstisch in der Mitte und genügend Stühle für deine Organfamilie.

Du visualisierst, dass du als Familienoberhaupt am Tisch sitzst und auf deine Organfamilie wartest.

Als Erstes betritt ein Paar den Raum. Dieses Paar symbolisiert deine Nieren.

Als Familienoberhaupt betrachtest du das Paar eingehend. Es ist dir wichtig zu erfahren, wie es deinen Nieren geht!

Du registrierst das Geschlecht deiner Nieren, du betrachtest ihre Kleider, ihre Körperhaltung und Ausstrahlung und bittest sie, sich zu dir an den Tisch zu setzen.

Es ist dir ein Bedürfnis zu erfahren, wie es deinen Nieren geht; und du beginnst einen Dialog mit ihnen.

Du fragst dein Nierenpaar, wie es ihm gehe. Erhalten beide genügend Pflege und Anerkennung von dir? Werden sie durch deine Lebensführung unterstützt oder konstant überfordert und erschöpft?

Du lässt dir Zeit und wartest, ob in deinen Gedanken eine Antwort auftaucht.

Du fragst deine Nieren, was sie sich von dir wünschen und was du in deinem Leben ändern solltest, damit sie fähig sind, dich in deinem Leben optimal zu unterstützen.

Sie werden dir antworten, wenn du bereit bist, dich auf sie einzulassen und zuzuhören.

Vielleicht benötigen sie eine Änderung in deiner Ernährung oder du bewegst dich zu wenig.

Vielleicht überforderst du sie, weil du dir keine Erholung gönnst.

Vielleicht wünschen sie sich einen liebevolleren Umgang mit deinem Körper.

Versuche, auf die Intelligenz deines Körpers und deiner Organe zu vertrauen und respektiere die Informationen und die Lebenshilfe, welche du durch diese innere Kommunikation von deinen Nieren erhalten hast. Versuche dann, diese wertvollen Informationen in deinen Alltag zu integrieren.

Den gleichen Übungsablauf wiederholst du mit deiner Milz. Du visualisierst dir deine Milz als Familienmitglied und bittest sie nach ihrem Eintreten, sich zu dir und deinen anderen Familienmitgliedern an den Tisch zu setzen.

Du betrachtest deine Milz und lässt den ersten Eindruck auf dich wirken.

Du wendest dich deinem neuen Familienmitglied auf dieselbe Art und Weise zu, wie du deinem Nierenpaar begegnet bist.

Nach dem Dialogende mit deiner Milz wiederholst du die gleiche Übung mit deiner Leber, deinem Herz und deinen Lungen.

Die Nieren und Lungen visualisierst du als Paar. Leber, Herz und Lunge visualisierst du als Einzelperson. Du erkennst das Geschlecht deiner Organfamilienmitglieder, wenn sie in den Raum eintreten.

Nimm dir für die Übung genügend Zeit und versuche, auf jedes Mitglied deiner Organfamilie einzugehen.

Am Ende betrachtest du deine Organfamilie liebevoll und wohlwollend und bedankst dich bei allen für ihre tägliche Arbeit zu deinem Wohl.

Bedanke dich ebenso für den wertvollen Austausch und die Informationen, die du von jedem einzelnen Mitglied deiner Familie erhalten hast.

Die in der Übung erwähnten Organe spielen eine primäre Rolle in unserem Energiehaushalt. In meinem ersten Buch habe ich ihre Bedeutung und Funktionsweise für unser Energiesystem ausführlich beschrieben.

•••

In der ersten Phase nach einer erhaltenen Diagnose werden wir von unseren Ängsten überschwemmt. Es sind aber nicht nur unsere persönlichen Ängste, mit denen wir uns auseinandersetzen müssen. Auch unsere Umgebung wird von ihnen erfasst, und die uns nahestehenden Menschen reagieren auf die Eröffnung einer Krankheit ebenso hilflos wie der Betroffene selbst. Dieser Moment konfrontiert mit der Endlichkeit des Lebens und weckt bei vielen Menschen Ängste, welche sie auf den Kranken projizieren. Auch die behandelnden Ärzte stehen unter dem Druck, nichts zu verpassen. Sie dürfen keine Fehler machen, da sie zur Verantwortung gezogen werden, falls sie falsch reagieren. Dies erzeugt auf den Empfänger der Diagnose oftmals Druck von allen Seiten.

Aus meiner persönlichen Erfahrung weiß ich, dass es in dieser Phase extrem schwierig ist, in die Stille zu gehen und einen Weg in sein Urvertrauen zurückzufinden. Auch vierzig Jahre nach Erhalt meiner Diagnose, kann ich mich noch gut an diese Phase erinnern. Ich wurde von den beteiligten Ärzten enorm unter Druck gesetzt, sofort zu handeln. Es war schwierig für mich, einen klaren Kopf zu behalten. Die Mediziner konfrontieren den Patienten oft mit den schlimmsten Konsequenzen, falls sie sich nicht an ihre Vorgaben halten. Mir persönlich wurde eine zweite Operation vorgeschlagen, die extreme gesundheitliche Konsequenzen für mein Leben gehabt hätte. Ich bekam kaum Zeit, mir Gedanken über die Situation zu machen und zu erspüren, welchen Weg ich einschlagen sollte.

Ich musste mich zu diesem Zeitpunkt von allem lösen und mir eine Auszeit nehmen. Dieser Rückzug gab mir die Möglichkeit, zu erspüren, was richtig für mich war. Als ich meine Entscheidung traf, meinen eigenen Weg zur Genesung einzuschlagen, musste ich ein Dokument unterschreiben, welches die behandelnden Ärzte von ihrer Verantwortung mir gegenüber befreite. Den letzten Gang unseres Weges gehen wir allein. Niemand kann für uns diese Verantwortung tragen. Dieses Gewicht der Verantwortung trägt im Endeffekt jeder selbst.

Wenn wir uns dies immer wieder bewusst machen, fällt es uns vielleicht leichter, den Mut zu fassen und zu uns stehen, in uns hineinzuhorchen und zu erspüren, was für uns richtig oder falsch ist, und dann, aus dieser Erkenntnis heraus, in die Handlung zu gehen. Zu handeln muss aber nicht bedeuten, dass wir unser Leben danach völlig ändern müssen!

Im I Ging heißt es in einem der 64 Hexagramme:

„Man kann die Stadt wechseln, aber nicht den Brunnen. Um aus dem Brunnen zu schöpfen, benötigen wir klares Wasser und einen sauberen Brunnen."

Was bedeutet dieses Gleichnis für unser Leben? Nicht das Wechseln des Partners, des Jobs oder der Umgebung ist am Ende entscheidend für die Transformation in uns selbst. Das Wasser im Brunnen steht für unsere Lebenskraft und der Brunnen für unseren Körper. Wenn wir krank werden, haben wir unserem Wasser oder unserer Lebenskraft nicht genügend Beachtung geschenkt. Das Wasser wurde trüb oder der Brunnen ist leer, und wir haben unseren Brunnen, unseren Körper, vernachlässigt. Vielleicht haben wir uns falsch ernährt oder zu viel gearbeitet und uns nicht genügend Erholung gegönnt?

Dabei denke ich nicht nur an die physische Ernährung. Auch unsere Seele benötigt eine gesunde Nahrung, damit der Mensch nicht krank wird. Wir sollten uns über die Art, wie wir denken und fühlen, Gedanken machen. Unsere mentalen und emotionalen Muster haben einen großen Einfluss auf unsere Gesundheit. Dazu gehören aber auch die Medien, die wir täglich konsumieren, die Musik, die wir hören, und die Gespräche, die wir führen, sowie die Beschäftigungen, denen wir im täglichen Leben nachgehen. Wir sollten innehalten und uns Gedanken darüber machen, ob wir unseren Brunnen durch unser Verhalten wirklich fördern, damit sein Wasser sauber und klar bleibt und wir aus ihm schöpfen können. Bewusstwerdung ist ein Weg nach innen. Wenn wir uns Zeit nehmen, um zu erspüren, was wir wirklich in unserem Leben brauchen, was uns bereichert und uns seelisch und körperlich nährt, beschreiten wir einen Weg in die Eigenliebe und Achtsamkeit. Wir gewinnen durch diesen Weg wieder Vertrauen in das Leben und beginnen, Eigenverantwortung zu übernehmen. Eigenverantwortung macht uns handlungsfähig und befreit uns von vielen äußeren und inneren Abhängigkeiten. Ein vitaler und gesunder Mensch wird unabhängiger von der Pharmaindustrie. Er benötigt keine oder weniger blutdrucksenkende Medikamente, weniger Psychopharmaka, weniger Cholesterinsenker und viele andere Medikamente. Er sucht sich einen Arzt, der ihn begleitet und nicht nur mit Medikamenten versorgt.

Besonders in der heutigen Zeit, die von negativen Pressemeldungen geprägt ist, ist es umso wichtiger, sich mit den essenziellen Dingen des Lebens auseinanderzusetzen. Sich immer wieder Zeit zu nehmen, um sich auf seinen Weg zu besinnen und sich im Leben gut zu verankern, hilft uns, auch in schwierigen Zeiten auf unsere innere Stimme vertrauen zu können.

Die folgende Übung praktiziere ich häufig. Sie hilft mir, in Stresssituationen meine Wurzeln zu erspüren und in Angstsituationen verankert und ruhig zu bleiben, aber auch klar zu denken und angstfrei zu handeln. Die Übung kann in jeder Lebenssituation angewendet werden. Ich habe diese Übung in einer Kurzform in meinem ersten Buch schon beschrieben. Da es mir ein Anliegen ist, diese Übung weiterzugeben, schreibe ich sie noch einmal in einer umfassenderen Version nieder.

In der Traditionellen Chinesischen Medizin (TCM) haben unsere Emotionen einen Organbezug. Angst schwächt unsere Nieren, und bei einer geschwächten Nierenfunktion neigen wir dazu, uns ängstlicher im Leben zu verhalten. Die Nieren steuern, aus energetischer Sicht betrachtet, unseren Wachstums- und Alterungsprozess und sind Träger unserer „Ahnenenergie". Sehr vereinfacht ausgedrückt, beinhalten die Nieren unsere genetischen Wurzeln und haben einen Bezug zu unseren Ahnen. Durch die bewusste Verbindung mit unseren Ahnen stärken wir einerseits unsere Nierenenergie und andererseits unsere Wurzeln. Wir werden dadurch robuster und können uns besser aus Angstgefühlen lösen. Bevor du mit der Übung beginnst, lenkst du deine Wahrnehmung auf deine Nieren, um ihren energetischen Zustand wahrzunehmen.

Du kannst dir dazu folgende Fragen stellen:

- Fühlst du dich stark und lebendig in dieser Körperregion?
- Fühlen sich beide Nieren gleich an oder gibt es einen Unterschied in der Wahrnehmung zwischen der rechten und der linken Niere?
- Fühlt sich eine Niere kälter oder wärmer an?
- Fühlt sich eine Seite schwerer oder leichter an?
- Nimmst du mit deinem inneren Auge eine Seite heller oder dunkler wahr?

Diese Fragen helfen dir dabei, den energetischen Zustand deiner Nieren vor und nach der Übung wahrzunehmen.

Übung: Angstfreiheit und Vertrauen

Setze dich bequem auf einen Stuhl, schließe deine Augen und betrachte deinen Atem.

Du lenkst deine Aufmerksamkeit auf deine Ausatmung.

Mit jeder Ausatmung versuchst du, dich vollständig zu entspannen. Tauchen Gedanken auf, so versuche, nicht an ihnen hängen zu bleiben. Lasse deine Gedanken vorbeiziehen, und bleibe mit deiner Aufmerksamkeit bei deiner Ausatmung.

Sobald es in dir still geworden ist und du dich entspannt hast, gehst du in deinen Gedanken auf einer Zeitlinie zurück in deine frühe Kindheit. Du siehst dich als Säugling und stellst dir vor, wie deine Mutter dich in ihren Armen hält.

Du siehst deine Mutter. Du siehst, mit welcher Liebe sie auf dich schaut. Mit der Liebe einer Mutter, die für ihr Kind auf so vieles verzichtet in ihrem Leben.

Sie hat uns geboren und uns das Leben geschenkt. Sie wurde in den Dienst des Lebens genommen – für uns.

Falls wir bei dieser Übung zwiespältige Gefühle unserer Mutter gegenüber bekommen, lassen wir diese einfach stehen und geben ihnen keine Energie.

Ohne zu werten, lassen wir uns auf die Liebe unserer Mutter ein und nehmen diese Liebe voll und ganz in uns auf.

In deinen Gedanken oder über deine Worte sprichst du den Satz:

„Mama, ich danke dir, dass du mir das Leben geschenkt hast. Ich gebe dir die Ehre. Ich bin dein Kind und habe von dir alles erhalten, was ich zum Leben benötige. Jetzt mache ich etwas Gutes daraus. Danke!"

Du verneigst dich vor deiner Mutter. Verneige dich physisch und nicht nur in Gedanken und sprich dazu die Worte: „Danke, Mama."

Dann visualisierst du die Eltern deiner Mutter und stellst dir vor, wie sie hinter deiner Mutter stehen.

Dann visualisierst du die gesamte Ahnenkette deiner Mutter. Du siehst, wie deine Ahnen mütterlicherseits hinter deiner Mutter stehen.

In jeder Familie gibt es die sogenannten „schwarzen Schafe". Sie werden in der Familie ausgegrenzt. Aber auch sie gehören zu deiner Ahnenreihe und sind ein Teil von dir. Auch ihnen gibst du ein Platz in deinem Herzen, indem du in Gedanken oder in Worten den Satz sprichst:

„Ich sehe euch, und auch ihr seid ein Teil von mir. Ich danke euch und gebe euch die Ehre." Dann verneigst du dich vor ihnen.

Nun schaue auf die ganze Ahnenkette und sprich den Satz: „Ich danke euch und gebe euch die Ehre. Ihr seid ein Teil von mir, und ich bitte euch, mich und meine Familie wohlwollend zu unterstützen." Du verneigst dich vor deinen Ahnen.

Erweitere dein Bewusstsein und lenke deine Aufmerksamkeit auf deine geistigen Ahnen. Sie repräsentieren unsere geistige Familie und begleiten und unterstützen uns auf unserem Lebensweg. Sie sind unsere Schutzengel oder unsere geistigen

Helfer, die sich losgelöst von unserer Ahnenkette zur Verfügung gestellt haben, um uns beizustehen.

Auch sie schließt du in deine Übung ein und dankst ihnen für ihre Unterstützung. Du erweist ihnen die Ehre, verneigst dich vor deinen geistigen Ahnen.

Bitte sie, dich und deine Familie weiterhin wohlwollend zu unterstützen.

Nun lenkst du deine Wahrnehmung auf beide Nieren und spürst, welche Niere durch die Danksagung an die Mutter und deine Ahnen gestärkt wurde.

Den gleichen Übungsablauf wiederholst du mit deinem Vater, den Eltern deines Vaters und deren Ahnenreihe.

Auch in der Ahnenreihe deines Vaters beziehst du ausgegrenzte Ahnen in die Übung mit ein und gibst ihnen einen Platz.

Wenn wir den Ausgegrenzten ihren berechtigten Platz im Familiensystem nicht geben, stimmt die Ordnung darin nicht mehr. Wir nehmen dies wahr, indem wir unruhig werden. Wenn wir den Ausgegrenzten die Ehre geben und sie als Teil in unser Familiensystem aufnehmen, dann werden wir innerlich ruhig.

Am Ende der Übung lenkst du deine Aufmerksamkeit nochmals auf deine Nieren. Du spürst, welche Niere durch die Übung mit deinem Vater gestärkt wurde, und vergleichst den Zustand deiner Nieren vor und nach dieser Übung.

Nach dieser Meditation fühle ich mich im Nierenbereich immer lebendig und im Leben besser verankert.

In der Phase des Verhandelns versuchen wir, unsere Position gegenüber unserem Schicksal zu verbessern. Wir bieten einen Handel an. Vielleicht beinhaltet unser Anteil des Vertrags, mit schlechten Gewohnheiten aufzuhören oder eine Spende zu tätigen, falls das Schicksal uns wohlgesinnt ist und wir gesund werden.

Verhandeln können wir aber nur mit Menschen, nicht mit unserem Schicksal. Verhaltensänderungen zum Wohle unserer Gesundheit sollten aus freien Stücken und im Vertrauen auf unsere Selbstheilungskräfte erfolgen. Eine Krankheit ist nicht verhandelbar. Sie ist meistens das Ergebnis einer langen Reihe von Entscheidungen, die wir getroffen haben. In der chinesischen Medizin heißt es, dass die Zeit, die wir zur Genesung benötigen, gleich lang ist wie die Zeit, die es benötigte, um krank zu werden.

In diesem Punkt gehen unsere Meinungen auseinander. Entscheiden wir uns bewusst und mit aller Konsequenz dazu, einen gesundheitsfördernden Weg einzuschlagen, so ist unser Körper ein dankbarer Freund, welcher uns auf unserem Weg unterstützt. Der Körper hat eine enorme Regenerationsfähigkeit und ist in der Lage, mit den richtigen Handlungen seine Selbstheilungskräfte maximal zu mobilisieren und den Heilungsprozess zu verkürzen.

Heilung ist aber nicht in jedem Fall möglich. Manchmal haben wir unsere Gesundheit zu lange missachtet und können nur noch Schadensbegrenzung betreiben. Im Praxis-Alltag treffe ich immer wieder auf Menschen, die nur bereit sind, etwas in ihrem Leben zu ändern, wenn sie durch eine Behandlung eine sofortige Besserung erfahren. Auch dies ist ein Handel mit dem Schicksal und entspricht nicht der Logik. Je länger ein System aus dem Gleichgewicht ist, desto mehr Zeit benötigt dieses, um wieder ins Gleichgewicht zu kommen. Dies bedeutet meistens Disziplin und beharrliche Arbeit. Auch wenn das Resultat nicht immer einer hundertprozentigen Genesung entspricht, ist doch jede Verbesserung der Lebensqualität ein Gewinn für das Leben.

Krankheit führt oft zu Einschränkungen und begrenzt das Leben eines Menschen stark. Ein kranker Mensch ist oft gefangen in seinem Alltag. Sein gesamter Fokus richtet sich nur noch auf den Umgang mit der Krankheit aus, und er verliert den Blick für das Schöne, welches das Leben sonst noch zu bieten hat. Aus diesem Blickwinkel heraus ist jede Entscheidung, die wir zum Wohle unserer Gesundheit treffen, eine Entscheidung und ein Gewinn für das Leben.

Ich habe immer versucht, nicht mit dem Schicksal zu verhandeln und mich nicht in den aussichtslosen Kampf mit ihm einzulassen. Die erste Phase der Angst und Depression war für mich die schwierigste. Sie begleitete mich noch über Jahre in abgeschwächter Form. Sofern sie uns nicht lähmen, können Ängste auch ein Antrieb sein, damit wir reifen und uns weiterentwickeln. Wenn es uns gelingt zu akzeptieren, dass Ängste und Sorgen zum Leben gehören, gelingt es uns vielleicht auch, diese als Wegbegleiter und Unterstützung für unsere Entwicklung anzunehmen. Ängste und Depressionen können sich auch durch ein Energiedefizit verstärken.

Depression ist ein Gefühl der Lähmung und Hoffnungslosigkeit. Aus Sicht der TCM kann der Grund für eine Depression ein Mangel an Energie sein, oder die Lebensenergie wird durch frustrierende Lebensumstände blockiert. Fühlt sich ein Mensch nach einer physischen Aktivität sehr erschöpft, dann ist diese Erschöpfung ein Hinweis für einen Energiemangel. Geht es ihm aber nach einer körperlicher Aktivität besser, dann handelt es sich um eine Stauung der Energie. Blockierte Energie kommt durch die Aktivität wieder in Bewegung. Der Mensch wird wieder lebendiger und beginnt, sich besser zu fühlen.

Schwächezustände sind grundsätzlich schwieriger zu behandeln als Stagnationszustände. Bei einer Schwäche ist das System erschöpft, und es herrscht ein Mangel. Dieser Mangel muss ausgeglichen werden, damit der Mensch gesund werden kann. Energie aufzubauen, erfordert eine Umstellung auf verschiedenen Ebenen. Damit uns dies gelingt, müssen wir uns zuerst besinnen und unser Leben überdenken. Wir sollten uns fragen, in welchen Bereichen wir unsere Lebensenergie übermäßig schwächen. Welche Gründe haben dazu geführt, dass wir uns nicht mehr regenerieren können. Neben unserer Lebensführung liegt die Ursache eines Energieabbaus auch in unserem Alterungsprozess. Das Altern ist ein physiologischer Energieabbau. Das bedeutet, dass ein Energieverlust normal ist und auf natürlichem Weg geschieht. Durch unsere Lebensführung können wir aber die Geschwindigkeit des körperlichen Alterungsprozesses mitbeeinflussen. Je schneller wir unsere Lebensenergie vorzeitig verbrauchen, desto schneller altert unser physischer Körper.

Energetische Stagnationen entstehen eher durch ein Manko an Bewegung. Bewegung bezieht sich nicht nur auf körperliche Aktivitäten, sondern beinhaltet auch die mentalen und emotionalen Bereiche des Lebens. Wenn wir uns in einer Lebenssituation befinden, in der wir uns emotional eingeschnürt fühlen oder in unserem freien Denken begrenzt werden, kommt es zu Stagnationen in unserem Energiesystem. Wir können über einen begrenzten Zeitraum frustrierende sowie eingrenzende Lebenssituationen aushalten, ohne physisch oder psychisch geschwächt zu werden. Dieser Zeitrahmen, bis ein Mensch durch eine eingeschränkte Lebenssituation erkrankt, ist aber nicht bei jedem gleich. Sie ist abhängig von seiner energetischen Grundkonstitution.

Einen Anteil der Lebensenergie, die wir erhalten, wird uns von unseren Eltern vererbt. In der TCM heißt es: „Junge und gesunde Eltern sind die beste Voraussetzung für ein starkes vererbtes Chi.“ Wenn die Eltern erst im reiferen Alter Kinder haben oder bei der Zeugung ihrer Kinder nicht gesund, alkohol- oder drogenabhängig sind, dann kann sich dies in einem geschwächten Chi ihrer Kinder äußern. Mit der Zeugung geben die Eltern einen Anteil ihrer Lebensenergie an das Kind weiter. Infolge unseres Alterungsprozesses verbrauchen wir unsere Lebenskraft. Diese wird benötigt, um die Körperfunktionen zu steuern und die für unseren Körper benötigten Grundsubstanzen

(Blut/Flüssigkeiten) zu bilden. Sie nimmt darum stetig langsam ab. Die vererbte Lebensenergie ist wie eine gefüllte Badewanne, die nur über einen Ablauf aber keinen Zufluss verfügt. Wenn wir nicht Sorge tragen und die Energie unserer Badewanne vorzeitig abfließt, wird es schwierig, die Wanne wieder aufzufüllen. Mit leeren Batterien sind wir weniger stabil und können schlechter mit unseren negativen Mustern umgehen. Aus diesem Grund ist es wichtig, dass ein Mensch generell und besonders auch im Verlauf einer Krankheit auf verschiedenen Ebenen achtsam mit sich umgeht. Er sollte genügend schlafen, gesunde und vitale Nahrung zu sich nehmen und in einem stressfreien und heilsamen Umfeld leben. Er sollte sich nicht ständig mit den schlimmsten Krankheitsszenarien befassen. Leider werden diese Punkte oft vernachlässigt.

Übung: Innere Ausrichtung in einer Krankheit

Wenn jemand krank ist, möchte er gesund werden. Die Gesundheit liegt aber in der Zukunft, und dieser Wunsch hilft ihm nicht weiter.

Schließe deine Augen und gehe zurück zu einem Zeitpunkt oder Ort, als du gesund warst.

Spüre diese Kraft und nimm sie ins Jetzt zu deiner Krankheit.

Spüre die Wirkung, die diese Kraft auf deine Krankheit hat.

In der Phase der Akzeptanz geben wir unseren inneren Widerstand auf und lassen uns wieder auf den Fluss des Lebens ein. Erst in dieser Haltung ist eine Heilung möglich. Wenn es uns gelingt, unsere Situation oder unsere Krankheit anzunehmen, legen wir den Grundstein für unsere Heilung. Die Wut auf das Schicksal verflüchtigt sich, und alles wird ruhig in uns. In dieser Ruhe beginnen sich feinstoffliche Stagnationen zu lösen, und wir geben unserem Körper die Freiheit, seine Selbstheilungskräfte zu mobilisieren. Im Zustand der Auflehnung und des Widerstands vergessen wir, dass wir eingebunden sind in etwas Größerem. Gefühle der Auflehnung und Wut isolieren uns von unserer Umgebung, und wir können die Hilfe aus der geistigen Welt nicht mehr wahrnehmen.

Wenn ein Klient den inneren Widerstand aufgibt, wird es leichter, ihn zu behandeln. Wut und Auflehnung sind starke Kräfte. Sie halten einen Klienten gefangen und erschweren eine Heilbehandlung. Diese Kräfte sind wie hohe Wellen im Meer, welche die gesamte Energie des Klienten in Aufruhr bringen. In diesem emotionalen Zustand ist ein Klient oft ungeduldig, fordernd und befindet sich in einer starken Erwartungshaltung. Es ist nicht immer leicht, diese Wogen zu glätten. Es benötigt vielfach mehrere Behandlungen. Ab und zu kommt es vor, dass ein Klient die Behandlungsserie vorzeitig abbricht, weil er nicht bereit ist, die notwendige Geduld aufzubringen und/oder seine Erwartungshaltung zu groß ist. In einer solchen Situation versuche ich nicht, den Klient zu einer Fortsetzung der Heilbehandlungen zu überreden. Als Heiler kann ich einen Heilungsprozess nicht beschleunigen, um einen Klienten zufriedenzustellen. In der Heilbehandlung stehe ich im Dienst des universellen Heilungsfeldes und meiner geistigen Helfer. Ich entscheide nicht über Erfolg oder Misserfolg der Behandlung.

Es ist mir wichtig, dass ein Klient aus eigenem Antrieb und freiem Willen in die Behandlung kommt. Das Universelle Heilungsfeld kann seine Wirkung besser entfalten, wenn ein Klient seinen emotionalen Kampf und Widerstand aufgibt. Das Gleiche gilt für die geistigen Helfer. Auch ihnen fällt es leichter, Heilung zu übermitteln, wenn sich der Klient entspannt und seine Lebenssituation anerkannt hat.

Die letzte Phase der Krankheitsbewältigung können wir auch auf andere Lebenssituationen anwenden. Anerkennen, in welcher Situation wir uns befinden und diese so anzunehmen, wie sie ist, bildet die Grundlage zur Lösung von vielen inneren und äußeren Konflikten. Eine Veränderung unseres emotionalen und mentalen Zustandes verändert unser persönliches Energiefeld. Wenn es erneut ruhig wird in uns und wir wieder klar denken können, bekommen wir erneut den Zugang zu unserer inneren Stimme und unserer Intuition. Wir werden wieder handlungsfähig, und unsere Umgebung tritt in eine heilsame Resonanz mit uns.

Der „Zufall" wollte es, dass ich den ersten Teil dieses Buches während der ersten Lockdown-Phase der Corona-Pandemie schreibe. Die gesamte Menschheit ist von ihr betroffen. Durch das Corona-Virus werden wir gezwungen innezuhalten. Als die Presse und die Politik auf das Virus aufmerksam wurden, fand der gleiche Ablauf statt wie bei der Diagnose bei einem einzelnen Menschen. Der gesamte Globus fiel in einen Schock und Panikzustand. Viele wollten die Situation nicht wahrhaben und fühlten sich plötzlich machtlos. Das Virus löste unterschiedliche Ängste aus. Einige wurden panisch, andere fielen in einen Zustand der Depression. Jeder Einzelne wurde plötzlich in eine der Krankheitsphasen katapultiert. Die tägliche Panikmache durch die Presse und die Politik erinnerte mich an die erste Phase einer Diagnose. Wir sind eine lösungsorientierte Gesellschaft und müssen immer unverzüglich reagieren. Aus einem Zustand der Panik und Angst ist es aber schwierig, klare Entscheidungen zu fällen. Wir werden mit unseren Urängsten konfrontiert. Der Staat schränkte unsere Bewegungsfreiheit ein, und die Folgen des Virus bedrohen Existenzen. Die Angst vor dem Tod oder dem Verlust unserer Existenz wirkt auf die Menscheit lähmend und trägt dazu bei, dass sie nicht mehr klar denken kann. Menschen, die nicht sorgsam mit ihrer Gesundheit umgingen, wurden plötzlich mit einem unbekannten „Feind" konfrontiert. Die Panik führte bei einigen zum Verlust des gesunden Menschenverstandes. Als ich in die Stadt musste, sah ich Menschen, die Handschuhe, Mützen, Gesichtsmaske und Taucherbrille trugen. Eine Bekannte von mir, die seit Jahren Raucherin ist, verbot ihrem Kind sämtliche Kontakte zu anderen Jugendlichen. Aus Angst vor einer Ansteckung, da sie plötzlich zur Risikogruppe gehörte. In den vergangenen Wochen stellte sie sich aber nie die Frage, ob sie mit dem Rauchen aufhören sollte. Sie machte ihrem Kind sogar den Vorwurf, dass es für ihren Tod verantwortlich wäre, würde es sich bei ihren Freunden anstecken und das Virus nach Hause bringen.

Persönlich setze ich mich immer wieder mit dem Thema Leben und Sterben auseinander. Diese Auseinandersetzung macht mir die Vergänglichkeit meiner aktuellen Inkarnation bewusst und hilft mir dabei, mich auf die essenziellen Dinge in meinem Leben zu fokussieren. Fast vierzig Jahre behandle ich Klienten. Oftmals kamen sie mit einer Erkältung oder manchmal sogar mit Fieber zu mir in die Behandlung. In all den Jahren wurde ich nie angesteckt. Ich hatte nie Angst vor einer Ansteckung durch einen Klienten. Mein Fokus lag nie auf einer möglichen Ansteckung, sondern ich konzentrierte mich darauf, gesund zu leben und mein Immunsystem zu stärken.

Das Leben ist für jeden von uns begrenzt. Wenn wir diese Begrenzung akzeptieren können, dann verliert die Bedrohung durch ein Virus ihren Schrecken. Wir alle haben unsere Urängste. Ich musste mich schon sehr jung mit dem Thema Gesundheit und Krankheit auseinandersetzen und habe die Krankheitsphasen durchlebt. Aus diesem Grund konnte mich die Schockwelle aus Angst und Panikmache nicht erreichen. Die Ereignisse gingen aber auch an mir nicht spurlos vorüber. Finanziell hatte ich immer genug zum Leben. Trotzdem leide ich manchmal unter materiellen Verlustängsten. Durch die Pandemie wurde ich gezwungen, mich diesem Thema zu stellen.

Oft erkenne ich die Kräfte, die in einer Situation im Hintergrund wirken. Diese Kräfte können dem Leben dienen oder sie wirken dagegen. Situationen und Ereignisse entstehen nicht aus Zufall. Jeder von uns ist in den Dienst gestellt, und keiner kann unabhängig wirken. Auch ein Virus steht im Dienst eines größeren Plans. Ob es mit Absicht ausgelöst wurde oder ob es Zufall war, ist nicht wirklich wichtig. Das Bewusstsein der gesamten Menschheit schafft den Boden dafür, dass solche Ereignisse entstehen können. Mit einem globalen Virus ist die gesamte Menschheit gefordert. Wir alle durchlaufen jetzt die Phasen einer Krankheit. Wenn es uns gelingt, uns aus der Angst und Panik zu lösen und in die letzte Phase der Akzeptanz zu gelangen, werden wir wieder handlungsfähig.

Es wird viel über die Ursache der Pandemie diskutiert. Auch bei meinen Klienten stelle ich häufig fest, dass sie unbedingt eine Diagnose möchten. Sie verwechseln aber die Diagnose mit der eigentlichen Ursache. In der Medizin sind Krankheitsdiagnosen oft nur Umschreibungen von physischen Symptomen in lateinischer Sprache. Diagnosen beschreiben nur in seltenen Fällen die wirkliche Ursache einer Krankheit. Wenn zum Beispiel ein Klient mit einer medizinischen Verordnung aufgrund Rückenschmerzen in eine Behandlung kommt, lautet die häufigste Diagnose: „LVS". Der Klient ist sich dann sicher, dass diese Diagnose die Ursache seiner Beschwerden aufzeigt. LVS ist die Abkürzung für *Lumbovertebralsyndrom. Lumbo* oder *lumbal* ist der lateinische Ausdruck für den unteren Rücken. *Vertebra* oder *Vertebrae* bezeichnet einen Wirbel, und ein Syndrom bezeichnet eine Kombination von verschiedenen Krankheitszeichen, die in der Regel gleichzeitig und gemeinsam auftreten. Die Bezeichnung LVS ist also nichts anderes als eine Beschreibung eines Schmerzzustandes mit verschiedenen Symptomen im unteren Rücken. Der Arzt könnte auch einfach Rückenschmerzen auf die Verordnung schreiben.

Auch das Virus ist nicht die eigentliche Ursache für den Zustand, in dem die Menschheit sich zum jetzigen Zeitpunkt befindet. Es ist richtig, verantwortungsvoll mit einer Situation umzugehen. Ein Klient mit akuten Rückenschmerzen sollte die Zeichen, welche ihm sein Körper gibt, beachten. In einer Schmerzsituation muss er lernen, behutsam mit seinem Körper umzugehen. Eine Pandemie fordert uns auch dazu auf, achtsam und mit dem nötigen Respekt zu handeln. Vorsichtig mit einer Situation umgehen, bedeutet aber nicht, dass wir in Angst und Panik erstarren und uns nur noch auf das Virus fokussieren. Wir sollten versuchen, über das Virus hinauszublicken. Jeder Einzelne wird durch diese Ereignisse dazu aufgefordert, seine Werte zu überprüfen.

Obwohl ich ein Individuum bin, bin ich kein unabhängiges Wesen. Das ist keiner von uns. Die Quelle der Lebenskraft, durch die wir überhaupt lebensfähig sind, liegt nicht in uns selbst, sondern wir werden genährt aus einer größeren Quelle, die allem Leben zugrunde liegt. Eine Veränderung im Großen entsteht durch die Veränderung bei jedem einzelnen Menschen. Wir sollten unseren Fokus nicht ausschließlich auf die äußeren Beschränkungen legen, die uns auferlegt werden. Diese Zeit kann auch ein Anstoß dazu sein, eine Innenreise anzutreten, um sich mit seinen spirituellen Wurzeln zu verbinden. Je mehr Menschen diesen Weg beschreiten, desto stärker wird das geis-

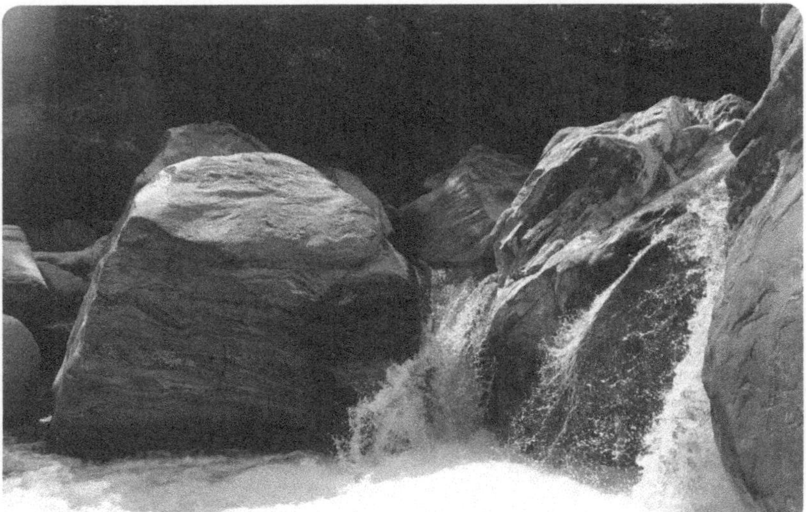

„Gedenke der Quelle, wenn du trinkst."

tige Feld, welches sie erschaffen. Das Virus kann sich nur dann durchsetzen, wenn sein Wirt geschwächt ist. Geschwächt werden wir durch unsere mentalen und emotionalen Muster. Gefühle wie zum Beispiel Sorge, Wut oder Angst schwächen uns. Umweltverschmutzung, existenzielle Unsicherheit, Elektrosmog und schlechte Nahrungsqualität schwächen uns. Das Virus ist nur lebensfähig, weil die Menschheit den Nährboden dafür geschaffen hat. Es geht nicht darum, einen Kampf gegen ein Virus zu führen. Wir werden diesen Kampf verlieren, wenn die Menschheit keinen Schritt in ein neues Bewusstsein macht. Es wird ein weiteres Virus folgen, oder wir werden mit anderen Begrenzungen konfrontiert werden.

Die Quelle der Veränderung liegt in jedem Einzelnen. Wenn wir nach innen gehen und uns wieder mit dieser Quelle verbinden, finden Veränderungen in unserem Umfeld statt.

Der Begriff „feinstofflich"

Unter dem Begriff: „feinstofflich" verstehe ich die Lebenskraft oder den „Atem Gottes", der hinter der sichtbaren materiellen Welt steht und das Leben erschafft. In der Traditionellen Chinesischen Medizin bedeutet der Begriff Qi, die Lebenskraft. Qi ist der Grundbaustein des Lebens. Qi erscheint in keiner konstanten Größe, sondern befindet sich in einem ständigen Wandlungsprozess. Qi kann verschiedene Aggregatszustände annehmen. Die sichtbare Materie und unser physischer Körper sind die Manifestation von verdichtetem Qi.

Auch die feinstofflichen Ebenen werden gebildet durch die verschiedenen Aggregats- oder Schwingungsfrequenzen von Qi. Sie sind Träger von Informationen und bilden unsere feinstofflichen Körper, welche wir zusammengefasst als unsere Aura bezeichnen. Verdichtete materielle Energie schwingt langsam. Feinstoffliche Energie bewegt sich und schwingt schneller. Sie durchdringt Materie und ist mit herkömmlichen Messinstrumenten nicht zu erfassen. Die feinstofflichen Ebenen können mit den fünf Sinnen des Menschen nicht wahrgenommen werden. Diese Weltanschauung entspricht in etwa der modernen Quantenphysik. Alles ist Schwingung in unterschiedlicher Frequenz und Träger von Informationen.

Als Heiler kann ich diesen Aussagen nur zustimmen. In der täglichen Heilungsarbeit lassen sich die Begriffe Energie und Materie aber oft nicht klar unterscheiden. Wenn ein Therapeut mit seinen fünf Sinnen mit einem Klienten therapeutisch arbeitet, dann bewegt er sich auf der strukturellen Ebene. Das kann eine Manuelle Therapie, eine

Massage, eine Trigger Punkt- oder eine Faszien-Behandlung sein. Um eine qualitativ gute Behandlung zu gewährleisten, benötigt der Therapeut nebst einem fundierten Fachwissen auch ein geschultes taktiles Wahrnehmungsvermögen der Hände. So kann er Gelenkstörungen, muskuläre Spannungen und Gewebeverklebungen wahrnehmen und unterscheiden. Er behandelt auf der sicht- und tastbaren, strukturellen Ebene des Körpers. Um die feinstofflichen Ebenen des Menschen wahrzunehmen, müssen wir unsere fünf Sinne erweitern. Hellfühlen bezeichnet die Fähigkeit, feinstoffliche Ebenen über die Hände wahrzunehmen. Diese Fähigkeit wurde mir in die Wiege gelegt, und ich konnte sie durch meine Arbeit im Laufe der Jahre schulen und laufend weiterentwickeln. Im Bereich der taktilen Wahrnehmung über die Hände ist es mir möglich, gleichzeitig auf der strukturellen wie auch auf der feinstofflichen Ebene wahrzunehmen. Das bedeutet, dass ich einerseits die Störung in der physischen Struktur ertasten kann und gleichzeitig den feinstofflichen Zustand wahrnehme. Diese erweiterte Wahrnehmung gibt mir die Möglichkeit, eine Störung umfassender zu beurteilen. Durch das Zusammenspiel der verschiedenen Wahrnehmungsebenen lösen sich manchmal die Grenzen zwischen Materie und Energie auf. Die Energie durchdringt die Materie. Die klare Abgrenzung zwischen Energie und Materie erreiche ich durch meinen Fokus. Richte ich meinen Fokus voll und ganz auf die Struktur, so kann ich die feinstoffliche Ebene ausschalten. Fokussiere ich mich hingegen nur auf die feinstoffliche Ebene des Menschen, so tritt die strukturelle Ebene in den Hintergrund. Erweitere ich aber mein Bewusstsein, um einfach nur wahrzunehmen, wird die Grenze zwischen Materie und Feinstofflichem fließend.

Demzufolge ist es eine Frage des Bewusstseins, ob wir uns in einer rein materiellen Welt bewegen und uns in unserer Wahrnehmung und unserem Potenzial einschränken, oder ob wir unser Blickfeld auf die nicht sichtbaren, feinstofflichen Bereiche des Lebens erweitern.

Anatomisch gesehen, ist jeder menschliche Körper aus den gleichen Grundbausteinen der Natur aufgebaut. Es ist aber ein Irrtum zu glauben, dass sich jeder menschliche Körper gleich anfühlt.

In der Behandlung treffe ich auf Klienten, deren Körper sich leicht und durchlässig zeigen, andere wirken schwer, verdichtet und undurchlässig. Jeder Mensch verfügt über seine persönliche, individuelle feinstoffliche Signatur. Diese prägt den Zustand und die „Qualität“ des physischen Körpers. Leicht und durchlässig bedeutet für mich, dass die Lebensenergie vital und gut ist. Die Behandlung wird dadurch erleichtert. Ein Mensch mit einem vitalen und starken Qi besitzt eine gute Basis zur Selbstheilung und kann einfacher behandelt werden. Schwer, verdichtet und undurchlässig beschreibt dagegen einen Zustand, mit welchem in der Regel schwieriger zu arbeiten ist. Das Energiesystem ist in diesem Zustand träge, reagiert langsamer und benötigt meistens mehrere Behandlungen, bis das System wieder reagiert und der Selbstheilungseffekt einsetzen kann.

Der Mensch als universelles Wesen

Das Streben nach Unabhängigkeit und individuellem Lebensausdruck hat in der heutigen Gesellschaft einen großen Stellenwert bekommen. Der westliche Mensch sieht sich als unabhängige Lebensform und handelt auch entsprechend. Viele Naturvölker glauben, dass die Natur, die Tierwelt und die Menschen miteinander verbunden sind und jede Handlung, jeder Gedanke und jedes Gefühl einen energetischen „Fingerabdruck“ hinterlässt, der alle Ebenen des Lebens beeinflusst. Menschen, Tiere und Pflanzen bestehen nicht nur aus der sichtbaren materiellen Form. Sie sind von nicht sichtbaren elektromagnetischen Feldern umhüllt. Diese elektromagnetischen Felder bezeichnet man als Aura eines Menschen, eines Tiers oder einer Pflanze. Die menschliche Aura ist aber kein homogenes und statisches Feld, sondern sie ist unterteilt in verschiedene Felder mit unterschiedlichen Schwingungsfrequenzen. Von Sheldrake werden sie auch als „Morphogenetische Felder“ bezeichnet. Es ist erstaunlich, in welchem Ausmaß die moderne Wissenschaft sich an den Grundideen der menschlichen Entwicklung orientiert. Wir speichern im Computer unsere Daten auf einer Festplatte ab oder haben die Möglichkeit, die Daten in einer externen Cloud zu speichern. Das menschliche Gehirn speichert Informationen. Über die Felder der Aura verfügt jeder Mensch über ein Speichersystem, welches eine ähnliche Aufgabe erfüllt wie die Clouds in der modernen Computerwelt.

Ein Teilbereich der menschlichen Aura dient der Speicherung unserer Gedanken und unserer Emotionen.

Um den Vorgang der Datenspeicherung in unserer Aura bildlich zu erläutern, kann man die menschliche Aura mit einem Mandala aus Sand vergleichen. Sandmandalas sind Bilder aus farbigem Sand, welche im Tibetischen Buddhismus zu rituellen Zwecken geschaffen werden. Im Urzustand des Menschen befand sich unsere Aura oder unser Sandmandala in einem ausgeglichenen und harmonischen Zustand. Eine gleichmäßige verteilte Fläche aus Sand mit sanften Farbtönen und harmonischen Übergängen. Die Felder der menschlichen Aura reagieren auf die Einflüsse von außen sowie auf unsere Gedanken, Gefühle und Erfahrungen. Auf der feinstofflichen Ebene äußern sich unsere Gedanken und Gefühle in Form von „Energiewellen". Oder anders formuliert: Durch unsere Gedanken und Gefühle bewegen wir den unsichtbaren Raum oder das Qi des Universums, und je nach Qualität und Intensität unserer Gedanken und unserer Gefühle erzeugen wir unterschiedliche feinstoffliche Wellenmuster. Im meinem Vergleich der Aura mit einem Sandmandala wird die harmonisch verteilte Sandfläche durch die Wellen unserer Gedanken und Gefühle in Bewegung gesetzt. Durch diese harmonische Wellenbewegung formen wir gleichmäßige Bilder in unserem Sandmandala. Destruktives Denken und Fühlen verursachten disharmonische Energiefrequenzen. Sie wirken wie Windböen auf das Sandmandala ein und wirbeln die harmonische Fläche durcheinander. Daraus entstehen Sandanhäufungen, Wirbelbildungen und verzerrte Bilder.

Jede Emotion und jeder Gedanke erschafft sein eigenes kleines Bild. Verharren wir über einen längeren Zeitraum in destruktiven Gedanken und Emotionen, so verdichten sich die disharmonischen Bilder in unserem Mandala, und es wird immer schwieriger, diese wieder aufzulösen. Je stärker sich diese Zerrbilder in unserem Sandmandala manifestieren, desto mehr neigen sie zu einem Eigenleben. Sie beginnen ihrerseits ein disharmonisches Frequenzmuster auszusenden und üben einen störenden Einfluss auf ihren Verursacher aus. Jedes Lebewesen wird von einer Aura umhüllt. Sie ist die formgebende Kraft für die physische Struktur und unsere Persönlichkeit; eine Matrix für das sichtbare Leben schlechthin. In ihr werden sämtliche Erinnerungen aus all unseren Leben gespeichert. Nur ein kleiner Anteil unserer Aura erlischt bei unserem physischen Tod. Der größte Teil unseres Bewusstseins bleibt auf der feinstofflichen Ebene weiterhin existent, mit sämtlichen gespeicherten Informationen unserer jeweiligen Inkarnationen. Nach unserem physischen Tod können wir unsere feinstofflichen Ebenen wieder wahrnehmen und werden konfrontiert mit dem, was wir in unserem Leben geschaffen haben. Nach dem Ablegen unserer physischen Hülle wird unser Sandmandala, welches wir geformt haben, zu unserem feinstofflichen Körper oder unserer feinstofflichen Bekleidung. In dieser Bekleidung setzen wir unseren Weg auf den feinstofflichen Ebenen fort. Jeder Mensch hat die freie Wahl, mit welchem Gewand er seinen feinstofflichen Weg gehen möchte.

Über die subtilen Ebenen unserer Daseinsform stehen wir in Verbindung mit unserer Umgebung. Wir imprägnieren unsere Umgebung, und unsere Umgebung beeinflusst unsere feinstofflichen Ebenen. Die Ausdehnung der Aura ist abhängig von der Reife eines Menschen. Es heißt, dass große Lehrer, wie Buddha, Jesus oder spirituelle Meister aus verschiedenen Kulturkreisen, die Menschen über eine große Distanz beeinflusst haben. Die Aura eines wahren spirituellen Lehrers dehnt sich aus und wirkt heilsam und fördernd auf seine Umgebung. Die hohe Schwingung seiner Felder kann einen Schüler positiv beeinflussen und ihm zu einem spirituellen Wachstumsschritt verhelfen. Auch Massen-Heilungen finden auf diesem Weg statt.

Je höher ein Mensch in seiner Energie-Frequenz schwingt, desto positiver ist sein Einfluss auf seine Umgebung. So entscheidet jeder Mensch für sich, ob er durch seine Handlungen, seine Lebensführung, sein Denken und Fühlen einen fördernden Einfluss auf seine Umgebung ausübt. Alle Wesen, ob Mensch, Tier, Pflanze oder jede materielle sichtbare Manifestation, sind über ein feinstoffliches Netz miteinander verbunden.

Die feinstoffliche Anatomie des Menschen

Um die Entstehung von Krankheit aus energetischer Sicht zu verstehen, benötigt man einige Grundkenntnisse über die feinstoffliche Anatomie des Menschen. In meinem ersten Buch habe ich den Aufbau und die Funktion der feinstofflichen Körper bereits ausführlich beschrieben. Die folgende Erläuterung ist nochmals eine kurze Zusammenfassung davon.

Meridiansystem

Unser Körper wird durchzogen von einem arteriellen und einem venösen Gefäßsystem. Dieses ist verantwortlich für den Nahrungsaustausch und die Versorgung unserer physischen Strukturen. Auch auf der feinstofflichen Ebene findet man ein Pendant zu unserem Blutsystem. In der TCM wird dieses feinstoffliche Gefäßsystem als „Meridiansystem" bezeichnet. Es handelt sich dabei um ein Netzwerk von feinstofflichen Leitbahnen, den Meridianen. Die Meridiane sind das Gefäßsystem des Ätherkörpers. In ihnen fließt die Lebenskraft oder das Qi. Durch die Meridiane kann das Qi zu sämtlichen Strukturen des menschlichen Körpers transportiert werden und diese mit der lebensnotwendigen Vitalenergie versorgen. Damit der Körper diese Lebenskraft absorbieren und verwenden kann, wird diese zuerst über verschiedene Umwandlungsprozesse verfeinert. Der Körper kann die Lebensenergie nicht in ihrer ursprünglichen Form oder Dichte verwenden.

Yin- und Yang-Organe

In der TCM wird zwischen Yin- und Yang-Organen unterschieden. Unsere Organe haben neben den physiologischen Aufgaben auch energetische Funktionen. Die Yang-Organe entsprechen den Hohlorganen Dünndarm, Dickdarm, Harnblase, Magen und Gallenblase. Sie werden fortwährend gefüllt und entleert. Sie transportieren und transformieren Nahrung und Flüssigkeiten. Die Yin-Organe dienen der Speicherung und Produktion der für den Körper benötigten Substanzen. In der westlichen Medizin sehen wir oftmals eine klare Trennung zwischen seelischen und körperlichen Ursachen einer Krankheit. Diese klare Unterscheidung zwischen seelisch und körperlich wird in der TCM nicht gemacht. Jedem Yin-Organ wird eine seelische Eigenschaft oder Emotion zugeordnet.

Feinstoffliche Organfunktionen

Feinstoffliche Lungenfunktion
Die Lunge absorbiert reines Qi aus der Atemluft und gibt unreines (verbrauchtes) Qi an sie ab.

Das bedeutet, wir absorbieren einen Teil unserer Lebenskraft mithilfe unserer Lungen aus der Atemluft!

Zugehörige Emotion: Trauer

Ein Mensch mit einem geschwächten Lungen-Qi neigt verstärkt zur Trauer. Wenn jemand übermäßig lange trauert, kann die Trauer sein Lungen-Qi schwächen.

Feinstoffliche Milzfunktion

Aus den verwertbaren Nahrungsanteilen wird in der Milz Nahrungs-Qi gewonnen. Das Nahrungs-Qi ist die Quelle von Qi und Blut. Durch weitere Verarbeitungsprozesse entstehen die für den Körper lebensnotwendigen Substanzen.

Die Milz absorbiert einen Teil unserer Lebenskraft aus unserer Nahrung!
Zugehörige Emotion: Die Sorge

Mit einem geschwächten Milz-Qi neigt ein Mensch dazu, sich vermehrt über alles Sorgen zu machen. Gerät jemand über eine längere Zeit in eine Lebenssituation, die ihm Sorgen bereitet, kann sein Milz-Qi geschwächt werden.

Feinstoffliche Leberfunktion

Die Leber reguliert den freien Fluss von Qi.

Die Leber ist verantwortlich dafür, dass das Qi im Menschen harmonisch fließt.
Zugehörige Emotion: Die Wut

Bei Menschen, die ständig wütend und aufbrausend sind, ist die Funktion der harmonischen Energieverteilung gestört.

Feinstoffliche Herzfunktion

Genau wie in der westlichen Medizin, ist auch in der TCM das Herz für die Blutzirkulation verantwortlich. Ein gesundes Herz ist wichtig für eine ausreichende Blutversorgung aller Körpergewebe. Zusammen mit der Niere ist das Herz verantwortlich für die Stärke der Konstitution eines Menschen. Nach der TCM beherbergt das Herz das menschliche Bewusstsein. Den Zustand des Herzens und des Blutes beeinflussen die mentalen und emotionalen Aktivitäten eines Menschen. Dies beinhaltet unser Gedächtnis, unsere psychische Aktivität, unser Denken, den Schlaf und unsere Emotionen. Mit einem starken Herz ist die psychische Aktivität normal, und die Emotionen sind ausgeglichen. Bei Herz-Qi-Schwäche kann es zu Vergesslichkeit, psychischen Problemen, benebeltem Denken oder Schlaflosigkeit kommen.

Das Herz ist mitverantwortlich für unsere physische und psychische Konstitution.
Zugehörige Emotion: Die Freude

Der Mensch kann durch einen Drang, immer wieder ekstatische Zustände erleben zu wollen, sein Herz-Qi schwächen.

Feinstoffliche Nierenfunktion

Unsere Nieren enthalten die von unseren Eltern weitergegebene Lebenskraft, und sie dominieren in ihrer Funktion die Entwicklung, die Reproduktion und den Alterungsprozess eines Menschen.

Die Nieren enthalten den Anteil an Lebensenergie, welchen unsere Eltern an uns weitergegeben haben (vererbtes Qi).
Zugehörige Emotion: Die Angst

Das bedeutet, dass Lebensumstände, welche viel Angst verursachen, die Nierenenergie schwächen. In ihren Funktionen geschwächte Nieren können einen Menschen nicht mehr optimal unterstützen, und er neigt dazu, sich im Leben ängstlich zu verhalten. Es mangelt ihm häufig an Willenskraft und Durchhaltevermögen.

Unsere Lebenskraft nimmt durch unseren Alterungsprozess langsam ab. Wachstum und Alterung werden durch die Nieren bestimmt. In der Praxis begegne ich häufig älteren Menschen, die sich aufgrund der geschwächten Nierenenergie viel ängstlicher verhalten als jüngere Menschen. In den Zeiten der Corona-Krise wird durch die Art der Berichterstattung Panik und Angst extrem gefördert. Die jüngeren Menschen werden dadurch physisch nicht so stark in Mitleidenschaft gezogen, weil ihr Nieren-Qi noch stark und intakt ist. Falls sie es durch einen exzessiven Lebenswandel vorzeitig erschöpft haben, können auch sie leichter in Angst und Panik geraten.

Den älteren Menschen erweist man durch diese Form der Berichterstattung keinen Dienst. Indem ständig eine Atmosphäre der Angst erzeugt wird, schwächt man das Nieren-Qi der älteren Menschen noch stärker. Eine Schwächung der Nierenenergie schwächt aber den gesamten Körper und das Immunsystem.

In meiner Praxis sehe ich immer wieder, dass die Art und Weise einer Diagnose mitentscheidend ist, wie sich der weitere Krankheitsverlauf eines Klienten entwickelt. Wenn Mediziner oder – wie in der aktuellen Corona-Krise – die Medien sowie die Führer unserer Gesellschaft konstant eine angstvolle Atmosphäre verbreiten, hat dies einen negativen Einfluss auf das Immunsystem und die Gesundheit aller Menschen. Sie werden durch die Angst gelähmt und in ihrer Lebenskraft geschwächt. Angst entzieht uns den Boden unter den Füßen. Diese Erläuterungen sind zwar vereinfacht, geben den Lesern aber einen Einblick in eine andere Sichtweise.

Der Ätherleib

Der ätherische Körper ist ein Abbild des physischen Körpers, oder präziser: Der physische Körper ist ein Abbild des ätherischen Körpers.

Der Ätherleib ist der innerste Anteil der Aura. Es handelt sich um ein elektromagnetisches Feld, welches den physischen Körper durchdringt. Der Ätherleib ist in seiner Ausdehnung etwas größer als der physische Körper. Er ist an den Körper gebunden und löst sich mit seinem Tod auf. Man kann den Ätherleib auch als Vitalkörper bezeichnen, denn er ist verantwortlich für die Versorgung des physischen Körpers mit Lebensenergie. Er ist die feinstoffliche Blaupause oder Matrix für die physischen Strukturen; sein feinstoffliches Gefäßsystem wird durch die Meridiane gebildet. Er wirkt als Bindeglied zwischen den subtileren Ebenen der Aura, dem menschlichen Bewusstsein und dem physischen Körper. Die feinstofflichen Schnittstellen zwischen physischem Körper und den subtileren Ebenen des Daseins werden durch Energiezentren (Chakras) gebildet. Sie gehören zum Ätherleib und bilden sich entlang der Wirbelsäule. Ein taktil ausgebildeter Mensch kann mit der Fähigkeit des Hellfühlens feinstoffliche Störungen von einzelnen Organen und Gewebsstrukturen im ätherischen Körper wahrnehmen.

Krankheiten äußern sich meistens über eine längere Zeitspanne in Form von energetischen Störfeldern auf der ätherischen Ebene, bevor sie sich physisch manifestieren. Die Fähigkeit des Hellfühlens gibt einem Behandler die Möglichkeit, diese energetischen Störfelder oftmals schon in ihrer Anfangsphase wahrzunehmen. Dadurch kann er den Klienten unterstützen, wieder in ein energetisches Gleichgewicht zu kommen. Dies ist eine gute Möglichkeit, Krankheiten vorzubeugen. Heilbehandlungen können daher auch vorbeugend eingesetzt werden. Energetische Störungen im Ätherleib können verantwortlich dafür sein, dass trotz einer erfolgten Operation schmerzhafte Empfindungen und Begleiterscheinungen weiterhin auftreten.

In der chinesischen Medizin liegt die Ursache vieler gesundheitlicher Störungen in einer Beeinträchtigung der feinstofflichen Funktion der Leber. Dem Bereich der Leber ordnet man auch jenen der Gallenblase hinzu. Wie schon beschrieben, ist die Leber verantwortlich für einen harmonischen Qi-Fluss. Kommt es zu einer Störung dieser Funktion, kann dies Migräneanfälle auslösen. In meinem Praxisalltag sehe ich vor allem Frauen, die häufig von wiederkehrenden Migräneanfällen betroffen sind. Es handelt sich dabei meistens um stechende, einseitig auftretende Schmerzattacken im Schläfenbereich. Die Augen werden in der chinesischen Medizin der Leber zugeordnet. Durch die Störung der feinstofflichen Leberfunktion kann es zu Sehstörungen und Lichtempfindlichkeit kommen. Durch den Bereich der Schläfe zieht der Gallenblasen-Meridian. Die feinstoffliche Störung kann sich auf diesen Meridian auswirken und zu den bereits erwähnten starken und stechenden Schläfenkopfschmerzen führen. In einigen Fällen löst die Migräne zusätzlich Übelkeit und Erbrechen aus. Diese Symptome betreffen mehr den Verdauungstrakt und die feinstoffliche Funktion der Milz. Wenn Klienten ein geschwächtes Milz-Qi haben, kann die Störung der Leberfunktion auf die Milz übergreifen und diese Symptome auslösen.

In meiner Jugend litt ich selbst häufig unter Migräne. Ich erinnere mich noch gut daran, und es fällt mir leicht, mich in die Lage meiner Klienten zu versetzen. Die Anfälle kamen oftmals wie aus dem Nichts, und ich versuchte dann, so schnell als möglich nach Hause zu kommen, um einige Stunden im abgedunkelten Zimmer zu schlafen. Begleitet waren die Anfälle mit Schwäche, Brechreiz und Schweißausbrüchen. Als Kind war ich äußerst sensibel und geriet schnell seelisch unter Druck. Wenn mein Stresspegel zu stark anstieg, entlud er sich in Form einer Migräne. Zum Glück entdeckte ich meinen Bewegungsdrang, und ich begann als Teenager, intensiv Sport zu treiben. Durch die regelmäßige körperliche Bewegung konnte ich Stress abbauen, bevor dieser zu einer Stagnation des Leber-Qi führte. Körperliche Bewegung regt das Leber-Qi an und verhindert, dass sich die Energie im Leber- und Gallenblasen-Bereich anstaut. Der regelmäßige Sport und die frühzeitige Auseinandersetzung mit Entspannungstechniken führten dazu, dass die Häufigkeit der Migräneanfälle mit der Zeit abnahm und nach einigen Jahren vollständig verschwand.

Wenn sich die Energie im Leberbereich staut, dann gleicht dies einem mit Wasser gefüllten Kochtopf, der sich langsam erhitzt. Wenn das Wasser den Siedepunkt erreicht, beginnt es zu kondensieren, und es bildet sich heißer Wasserdampf. Wasserdampf oder warme Luft steigt auf. Im Körper geschieht der gleiche Vorgang. Das angestaute Leber-Qi erhitzt sich – ähnlich dem siedenden Wasser – und die Hitze beginnt in Richtung Kopf aufzusteigen. Viele Störungen im Oberkörper- und Kopfbereich führt die chinesische Medizin auf diese aufsteigende Hitze zurück. Sie kann zu Kopfschmerzen, Migräne, hohem Augendruck, hohem Blutdruck und im schlimmsten Fall zu einem Hirnschlag führen. Es gibt eine Vielzahl möglicher Ursachen, und oftmals gehen noch andere feinstoffliche Organstörungen damit einher. Es gibt viele Ursachen, die für die beschriebenen Krankheitsbilder verantwortlich sein und zu einem Energiestau in der Leber führen können.

Frustrierende Lebensumstände, Dauerstress, Wut, übermäßiger Alkoholkonsum oder auch regelmäßig zu scharf gewürzte Nahrung, unverhältnismäßiger Konsum von rotem Fleisch sowie frittierter Nahrung beeinträchtigen einen harmonischen Fluss der Leber-Energie. Die aufgezählten Ursachen können sich aber auch direkt auf die Gallenblase auswirken. Übermäßige Hitze kondensiert, trocknet aus und führt dazu, dass es zu einer Steinbildung in der Gallenblase kommt. Wird die Galle aufgrund von Gallenkoliken operativ entfernt, könnte man davon ausgehen, dass das Grundübel für die Störung entfernt wurde. Gallensteine entstehen aber nicht einfach aus dem Nichts! Der Auslöser liegt meistens in einer oder mehreren der bereits erwähnten Ursachen, und oft leidet der Klient unter zusätzlichen gesundheitlichen Beschwerden, welche durch einen Stau in der Leberenergie entstanden sind. Durch die operative Entfernung der Gallenblase wird der Klient zwar von seinen Koliken befreit, falls er vor der Operation aber unter einem oder mehreren der zuvor beschriebenen Symptome litt, werden diese auch nach der Operation noch vorhanden sein. Es kann sogar vorkommen, dass sich die Symptome nach einem operativen Eingriff noch verstärken. Ein operativer Eingriff verändert die physische Struktur, aber es gibt keine Harmonisierung auf der feinstofflichen Ebene. Im Gegenteil! Durch eine Operation bildet sich Narbengewebe, welches den Energiefluss beeinträchtigen kann. Zusätzlich schwächt eine Vollnarkose die Lebensenergie und den Ätherleib eines Klienten.

Die Entfernung eines physischen Organs führt niemals zu einer Verbesserung der feinstofflichen Störungen. Um einen Klienten ganzheitlich zu behandeln, wäre eine Zusammenarbeit zwischen Heiler und Mediziner eine gute Möglichkeit. Eine begleitende energetische Behandlung kann den Heilungsverlauf nach einer Operation meist deutlich verkürzen. Durch die Operation verursachte negative Begleitsymptome können abgeschwächt und ausgeglichen werden.

Übung: Harmonisierung der feinstofflichen Leberfunktion

Setze dich entspannt auf einen Stuhl.

Schließe die Augen, betrachte deinen Atem und folge deiner Ausatmung.

Mit jeder Ausatmung versuchst du, alles loszulassen und deinen Körper langsam zu entspannen.

Zuerst den Kopfbereich, den Nacken, den Schultergürtel und dann deinen Brustkorb.

Entspanne deine Rückenmuskulatur bis zu dem Punkt, dass noch eine gesunde Grundspannung und eine aufrechte Haltung vorhanden ist.

Fokussiere dich auf deine Wirbelsäule und wandere langsam von oben nach unten in den Kreuzbereich. Versuche, dir dein Becken bewusst zu machen, indem du diesen Raum innerlich abtastest, und erfasse die Breite und Tiefe deines Beckenraums.

Dein Becken ist deine Stütze. Es repräsentiert die Erde. In diesem Raum finden die vitalen Prozesse zur Lebenserhaltung und Fortpflanzung statt.

Versuche, die Kraft in deinem Becken bewusst wahrzunehmen.

Nach jeder Ausatmung entsteht eine Pause, bis die neue Einatmung beginnt. Die Länge dieser Pause beschreibt den Zustand deiner Entspannung. Wenn die Pause kurz ist und du sofort wieder einatmen möchtest, dann gelingt es dir noch nicht, loszulassen. In diesem Fall verweile einige Minuten bei deiner Ausatmung.

Die Atembewegung entsteht von selbst, ohne dein aktives Zutun. Die Pause wird länger, und du fühlst dich angeschlossen an einen größeren Atem. Nicht mehr du atmest, sondern es atmet durch dich.

Visualisiere dir eine Bergwiese mit einer sprudelnden Quelle.

Du betrachtest das klare Wasser, welches aus der Tiefe des Berges an die Oberfläche kommt.

Visualisiere, wie du mit deinen Händen das Quellwasser schöpfst und aus der Quelle trinkst.

Das Wasser ist kühl und sauber, und es fühlt sich leicht und lebendig an.

Du lenkst deinen Blick zurück auf die Quelle und versuchst, dir die Quelle als lebendiges Wesen vorzustellen und dich innerlich mit ihr zu verbinden.

Sie vermittelt dir ein Gefühl von sprudelnder Lebendigkeit, Leichtigkeit und Klarheit.

Fokussiere dich auf die rechte Körperseite unterhalb des Rippenbogens. In dieser Region befindet sich deine Leber.

Kannst du dich in diese Körperregion einfühlen? Welche Empfindung nimmst du in dieser Region wahr? Fühlt es sich dumpf, gespannt und dunkel an?

Verbinde dich wieder mit dem lebendigen und leichten Gefühl deiner Quelle und transferiere dieses Gefühl in deine Leber.

Visualisiere deine Leber als deine Quelle.

Du spürst, wie deine Lebenskraft mit der gleichen Leichtigkeit sanft und harmonisch verteilt wird und sich jede Anspannung in dieser Körperregion langsam auflöst.

Visualisiere wieder dein Bild mit der Bergwiese und deiner Quelle.

Folge dem Lauf des Wassers und beobachte, wie sich ein kleines Bächlein bildet. Aus dem Bächlein wird ein Bach, der sich teilt, und aus den einzelnen Wasserläufen entstehen größere Bäche und Flüsse.

Stelle dir vor, wie aus deiner Quelle die Lebensgrundlage für die Natur mit all ihren darin lebenden Wesen entsteht.

Spüre die Wirkung dieser Vorstellung und nimm dieses Gefühl in deine Leber auf.

Stelle dir vor, wie die Lebenskraft durch deine Leber im gesamten Körper verteilt wird. Du spürst, wie jede Zelle deines Körpers mit dieser Energie verbunden ist.

Dein Körper wird durch diese Lebenskraft genährt und lebendig.

Spüre noch einmal nach, was sich in deinem Körper durch diese Übung verändert hat, damit sich diese Veränderung in deinem Bewusstsein verankern kann.

Betrachte zum Abschluss der Übung nochmals deine Atmung. Hat sich deine Atmung verändert? Hast du am Ende nach deiner Ausatmung immer noch das Bedürfnis, gleich wieder einzuatmen, oder kannst du die Pause zulassen?

Verbinde dich mit der Erde, indem du über deine Füße den Boden wahrnimmst. Betrachte deine Atempräsenz in deinem Becken. Nimm dein Körpergewicht wahr, und wenn du wieder völlig präsent bist, dann beende die Übung, indem du deine Augen öffnest.

Vertraue auf die Intelligenz deines Körpers. Wenn du loslässt und dich entspannst, wird dein Körper die durch diese Übung gewonnene Energie in sich aufnehmen und deine Selbstheilungskräfte aktivieren.

Versuche, die Übung langsam zu machen und deinem Körper Zeit zu geben.

Diese Meditationsübung hilft dir dabei, Stress in deinem Körper abzubauen und dich zu entspannen.

Energiezentren

Anatomie, Funktion und Übungen zur Harmonisierung

Der Transport der Lebensenergie findet über die Meridiane statt. Mittels der Meridiane werden die physischen Strukturen mit Qi versorgt. Auf diesen Meridianen befinden sich kleine Energiezentren, die sogenannten Akupunkturpunkte. In der chinesischen Medizin werden diese Punkte mit Nadeln gezielt stimuliert. Durch das Setzen der Nadeln können Stauungen im Qi-Fluss aufgelöst werden, und mit spezifischer Stimulation einer Nadel kann Energie zugeführt, abgeleitet oder umgeleitet werden. Einfach ausgedrückt, wird mithilfe der Akupunktur die Verbindung des Ätherleibs zum physischen Körper optimiert.

Wie schon beschrieben, ist der Mensch ein interdimensionales Wesen. Er existiert gleichzeitig auf verschiedenen Ebenen. Einerseits über den sichtbaren Körper in der physischen, materiellen Welt, andererseits über seine feinstofflichen Körper in einer nicht sichtbaren, geistigen Welt. Vor einigen Jahren begegnete ich einem spirituellen Meister. Eines seiner Zitate lautete: ***„Wir leben gleichzeitig im Diesseits und im Jenseits.“*** Dieser Satz hat für mich die Bedeutung, dass wir gleichzeitig in verschiedenen Daseinsformen existieren, aber alle Ebenen unseres Seins miteinander verbunden sind. Die Kommunikation oder Verbindung zwischen unseren feinstofflichen Körpern und dem physischen Körper findet über sieben Energiezentren statt. Sie befinden sich entlang unserer Wirbelsäule und sind über einen Energiekanal miteinander verbunden. Diese subtilen Energiezentren werden im Sanskrit als Chakras bezeichnet. Chakra lässt sich als „Rad“, „Diskus“ oder „Kreis“ übersetzen. Die sieben Haupt-Chakras werden jeweils als Lotos, mit einer unterschiedlichen Anzahl von Blütenblättern dargestellt.

Wurzel-Chakra

Das Wurzel-Chakra befindet sich am unteren Ende der Wirbelsäule und verfügt über vier Blätter. Dieses Zentrum ist nach unten, erdwärts gerichtet. In diesem Zentrum ruht die potenzielle Energie des Menschen. Diese wird auch als Kundalini-Energie bezeichnet. Damit der Leser ein Verständnis für diese vitale Energie, die in jedem von uns schlummert, bekommt, kann er folgende Übung praktizieren.

Übung: Die Stärkung des Wurzel-Chakras

Setze dich entspannt auf einen Stuhl und schließe deine Augen. Es ist am besten, wenn du immer den gleichen Einstieg in eine Übung praktizierst. Durch diesen Einstieg trainierst du auch den Einstieg in eine Heilbehandlung. Durch den wiederkehrenden Ablauf wird es dir immer leichter fallen, dich auf eine Heilbehandlung vorzubereiten und einzustimmen.

Lenke deinen Blick nach innen, in Richtung Hinterkopf. So trainierst du auch den Einstieg zur Trance-Heilung.

Fokussiere dich auf deine Wirbelsäule und wandere mit deinem geistigen Auge langsam in deinen Beckenraum. Lenke deine Aufmerksamkeit auf dein Becken und versuche, deinen Beckenraum mit dem inneren Auge abzutasten.

Fokussiere dich auf deinen Atem und auf die Pause nach der Ausatmung. Wiederhole den gleichen Vorgang wie in der vorangegangenen Übung. So sammelst du deine Gedanken und lernst, dich zu entspannen.

Lenke deine Aufmerksamkeit in deine Oberschenkel, deine Waden und Füße. Stelle dir vor, dass du durch deine Fußsohlen die Erde erfühlst und dich mit ihr verbindest.

Du bleibst mit deiner Wahrnehmung nicht an der Erdoberfläche hängen, sondern du tastest dich mit deinem geistigen Auge langsam ins Erdinnere, bis zum Mittelpunkt der Erde vor.

Du spürst die Hitze, die dir aus dem Inneren entgegenströmt und visualisierst den Kern der Erde.

Eine riesige Kugel aus glühender Magma, welche sich dreht und pulsiert. Eine Sonne innerhalb der Erde.

Du verbindest dich mit dieser gewaltigen Energie und spürst, wie diese Kraft über deine Fußsohlen in deine Beine strömt und dein Becken erwärmt.

Dein Becken ist eine Schale, in der sich diese Energie sammelt.

Die Energie aus dem Erdinneren ist wie ein Feuer, welches in deinem Becken brennt und die Lebenskraft in deinem Basis-Zentrum erwärmt und weckt.

Du nimmst dein Basis-Zentrum am untersten Ende der Wirbelsäule wahr und visualisierst in diesem Zentrum die gleiche lebendige Magmakugel wie im Inneren der Erde.

Spüre die Energie und Wärme, die von deinem Wurzel-Zentrum in deinen gesamten Körper strömt. Diese Kraft schlummert in dir, und du kannst dich jederzeit an sie erinnern und dich mit ihr verbinden.

Visualisiere, wie dieses Feuer – eine Lichtkugel oder eine Sonne – dein Becken erweckt und lebendig macht. Die Energie aus deinem Basis-Zentrum ist die Kraft, welche dein zweites Zentrum nährt und vitalisiert.

Genieße während einiger Atemzüge diese Lebendigkeit und versuche, dieses Gefühl zu verinnerlichen, bevor du die Augen öffnest und wieder zurück in den Alltag kommst.

Diese Meditation hilft dir, dich mit der Energie der Erde zu verbinden. Dein physischer und dein ätherischer Körper werden aus dieser Kraft genährt.

Sakral-Chakra oder Hara

Das sakrale Zentrum wird in Japan als „Hara“ bezeichnet. Dieses Energiezentrum ist horizontal ausgerichtet, wobei es sich von der Wirbelsäule her nach vorne und hinten öffnet. Es befindet sich im Bauchraum, zwei Fingerbreit unter dem Nabel, und im unteren Rücken auf der Höhe des Übergangs von der Wirbelsäule zum Kreuzbein. Es steuert unsere Sexualität sowie unsere Fähigkeit, instinktiv zu reagieren und zu handeln. In der Kampfkunst wird diesem Zentrum besondere Beachtung geschenkt. Durch die Zentrierung und Ausrichtung auf das Hara kann ein Kämpfer instinktiv und richtig in einer Wettkampf- oder Gefahrensituation handeln. Über das Hara sind wir mit einem kollektiven Instinkt-Feld verbunden. Ein Feld, welches die

Tierwelt verbindet und den Tieren die Fähigkeit gibt, frühzeitig auf Gefahrensituationen zu reagieren.

Der Begriff „Hara" stammt aus dem Japanischen und hat, neben dem Begriff „Bauch", eine existenzielle Bedeutung. In der westlichen Welt meinen wir mit unserem Bauchgefühl die Oberbauchregion. Im Westen verwechseln wir oft das Bauchgefühl mit der Intuition oder unseren Instinkten. Der Mensch ist über sein Hara mit seinen Instinkten verbunden und sein Herz und seine höher gelegenen Zentren verknüpfen ihn mit seiner Intuition. Die Oberbauchregion entspricht dem Bereich des Solarplexus und ist im Grunde genommen eine überhöhte Mitte. Der Solarplexus entspricht unserer emotionalen Mitte, und der Mensch verliert mit dieser Mitte seine Stabilität. Sowohl der seelische als auch der körperliche Schwerpunkt gerät durch die überhöhte Mitte aus dem Gleichgewicht.

Über unser Hara sind wir mit unserem Ursprung und unseren Wurzeln verbunden und in uns zentriert. Ein Hara-Bewusstsein bedeutet, dass wir geerdet sind. Das Herz-Zentrum verbindet uns mit der universellen Liebe. Die universelle Liebe ist allem gleichermaßen zugewandt und entspricht dem Himmel in uns. Das Hara entspricht der Erde in uns. Durch unser Herz-Zentrum und unser Hara vereinen wir Himmel und Erde. Wenn wir unseren Schwerpunkt in unser Solarplexus-Zentrum verlagern, dann lassen wir uns von unseren Emotionen bestimmen. Ein Leben aus dem westlichen „Bauch" führt zu einem ständigen Zwiespalt zwischen „Himmel" und „Erde".

Zu Beginn meiner therapeutischen Laufbahn besuchte ich eine mehrjährige Atemausbildung. Ziel dieser Atemarbeit war die bewusste Wahrnehmung des zweiten Zentrums und die Zentrierung im Hara mithilfe des Atems. Die Zentrierung im Hara befähigt uns, mit einem natürlichen Schwerpunkt stabil und vital im Leben zu stehen.

Ein Mensch, der in seiner wahren Mitte zentriert ist und aus seinem Herzen heraus handelt, schafft eine Verbindung zwischen Himmel und Erde und erfüllt seine wahre Bestimmung.

Die folgende einfache Übung dient dazu, die Körpermitte zu erarbeiten und sich im Hara, seinem Körpermittelpunkt, zu zentrieren.

Übung: Hara-Zentrierung

Die Übung erfolgt aus dem Stand.

Die Beine stehen hüftbreit, die Knie nicht ganz gestreckt und entspannt. Das Becken ist leicht aufgerichtet.

Das Brustbein geht leicht nach vorne hoch, und du stellst dir vor, dass dein Kopf wie an einem Faden leicht hochgezogen wird.

Du praktizierst den gleichen Einstieg wie bei den vorangegangenen Übungen.

Wenn du dein Beckenraum erarbeitet hast und entspannt bist, lenkst du deine Aufmerksamkeit auf die gesamte Atembewegung.

Du betrachtest deine Atmung und versuchst, den Ursprung deiner Einatmung wahrzunehmen. Dieser Ursprung entspricht deiner Atem-Mitte.

Wo beginnt deine Einatmung? In deinem Becken, aus deinem Oberbauch oder findet deine Atembewegung nur im Brustkorb statt?

Betrachte, ohne zu werten. Du kannst die Veränderungen, die durch diese Übung entstehen, nur wahrnehmen, wenn du deinen ursprünglichen Zustand erkennst.

Lege eine Hand leicht unterhalb des Nabels auf den Unterbauch und die andere Hand mit dem Handrücken auf den Kreuzbereich beim Übergang der Wirbelsäule zum Kreuzbein.

Versuche, den Raum zwischen den beiden Händen zu spüren und ein inneres Bild von ihm zu bekommen. Lenke deine Aufmerksamkeit auf deine Atmung.

Mit jeder Ausatmung wanderst du mit deinem Bewusstsein unter deine Hand im unteren Rücken.

Mit der Einatmung wanderst du von der auf dem Rücken liegenden Hand nach vorne, unter die Hand unterhalb des Nabels. Wiederhole diesen Vorgang über einige Minuten, und du wirst bewusst erleben, wie sich dein Atem verändert.

Mit jeder Ausatmung wandert dein Fokus zur hinteren Hand, mit jeder Einatmung zur vorderen Hand.

Spüre die Art der Veränderung deines Atems und deiner Energie. Letztere sammelt und verdichtet sich durch deine Konzentration und deinen Fokus zwischen deinen Händen.

Lasse gegen Ende der Übung deine Hände entspannt sinken und betrachte deine Atmung. Wie hat sich deine Atemmitte verändert? Hat sie sich nach unten in dein Hara verlagert?

Wie fühlst du die Kraft in deinem Hara. Fühlst du dich besser verankert? Wie fühlt sich dein gesamter Körper an? Fühlst du dich leichter oder schwerer? In der Regel entsteht ein Gefühl der Schwere. Wir fühlen uns wieder zentriert und mit der Erde verwurzelt.

Wenn du diese Übung regelmäßig einmal pro Tag praktizierst, wirst du dich mit der Zeit vitaler und gelassener fühlen. Das Hara entspricht in der chinesischen Medizin dem unteren Dantian. Es ist der Ort, der den Körper mit Qi versorgt. Mithilfe dieser Übung stärken wir unsere Körperenergie und verankern uns.

Solarplexus-Zentrum

Das Solarplexus-Chakra befindet sich in der Mitte zwischen dem Nabel und der unteren Spitze des Brustbeins. Es wird vor allem durch unsere Emotionen beeinflusst. Unsere Sorgen, unsere Ängste, aber auch ein übersteigertes Selbstbewusstsein oder Ego führen zu Störungen in diesem Energiezentrum.

Die Zeit nach dem Zweiten Weltkrieg bis heute war für die Menschen eine Phase der Individualisierung und der Selbstfindung. Der Ausdruck der eigenen Persönlichkeit sowie die Befriedigung der persönlichen Bedürfnisse wurden für viele Menschen zum eigentlichen Lebenszweck. Der Individualisierungsprozess der letzten siebzig Jahre führte dazu, dass viele Menschen zu stark in ihrem Ego verhaftet sind. Infolge dieser allgemeinen Überbewertung verloren die Menschen den natürlichen Bezug zur Umwelt und vergaßen, dass sie Teil eines großen Ganzen sind. Auch wenn es einem großen Teil der Menschheit nicht mehr bewusst ist, ist jeder Einzelne von uns mit allem verbunden.

Wenn unser Ego zu stark wird, absorbiert das Solarplexus-Zentrum zu viel Energie. Unser gesamtes Energiesystem befindet sich in einem dynamischen Gleichgewicht. Wenn ein Energiezentrum zu viel Energie absorbiert, führt dies zu einer Schwächung der anderen Energiezentren. Die beiden untersten zwei Energiezentren haben eine kollektive Funktion. Sie verbinden uns mit der Erde und unserer Umwelt. Diese Verbindung findet eher auf einer instinktiven, kollektiven Ebene statt und kann den unbewussten Anteilen der Menschheit zugeordnet werden. Sie sind für die feinstoffliche Versorgung des gesamten Körpers zuständig. Die Bewegungsrichtung der Energie aus diesen beiden Zentren geht nach oben, in Richtung Oberkörper und Kopf. Sie unterstützen die Funktion der Energiezentren oberhalb des Solarplexus. Wenn das Sonnengeflecht zu viel Energie absorbiert, wird der harmonische Energieaustausch zwischen den Zentren unterhalb des Sonnengeflechts und den darüber liegenden gestört.

Eine Störung dieses Zusammenspiels ist häufig die Ursache chronischer Schmerzen im Nacken- und Kopfbereich. Chronische Beschwerden entstehen oft über Monate oder sogar Jahre. Klienten mit chronischen Beschwerden haben meistens schon viele Therapieformen ausprobiert. Wenn eine Therapie scheitert oder nur kurzfristig lindert, liegt dies in den meisten Fällen nicht am Therapeuten oder an der Qualität der Therapie. Wenn eine Behandlung immer nur kurzfristig Linderung bringt, dann ist das Gesamtenergiesystem zu schwach, um das behandelte Gebiet zu stabilisieren. Dies bedeutet, dass die Energie aus den unteren Zentren den oberen Bereich unterversorgt. Es ist normal, dass ein Therapeut seinen Behandlungsschwerpunkt auf das betroffene Gebiet ausrichtet. Bei chronischen und wiederkehrenden Schmerzen im Oberkörper sollte er eine andere Richtung einschlagen und zuerst die Körpermitte harmonisieren. Im Grunde genommen sollte bei jeder Störung im oberen Körperbereich zuerst die Mitte und das Solarplexus-Zentrum harmonisiert oder zumindest in die Behandlung miteinbezogen werden. Wenn wir dieses Zentrum stabilisieren und ausgleichen können, dann werden auch die Bauchorgane positiv unterstützt. Dies ergibt ein fruchtbares Fundament für die gesamte Behandlung.

Die Heilbehandlung des dritten Zentrums ist eine Behandlung auf mehreren Ebenen. Dieses Energiezentrum steuert die feinstoffliche und physiologische Funktion der Leber, Gallenblase und Bauchspeicheldrüse. Auch Milz und Magen werden durch das dritte Zentrum energetisch unterstützt. Gleichzeitig kann die Behandlung des Solarplexus-Zentrums stressbedingte Beschwerden lindern und negative emotionale Zustände harmonisieren.

Behandlungsbeispiel

Vor einigen Jahren kam ein Klient mit chronischen Schmerzen aufgrund eines Bandscheibenvorfalls im unteren Rücken zu mir in die Behandlung. Er führte einen eigenen Betrieb, und seine tägliche Arbeit war körperlich sehr belastend. Obwohl er schon über ein Jahr regelmäßig in die Physiotherapie ging, verschlechterte sich sein Zustand stetig. Er litt unter Schlafstörungen, leichten Depressionen und konnte nicht mehr gerade stehen und laufen. Seine gesamte rechte Körperhälfte war massiv verspannt und der Leberbereich energetisch blockiert. Ich sah, dass ohne eine energetische Harmonisierung des Solarplexus-Zentrums und des Leberbereichs keine Besserung im unteren Rücken möglich war. Es gelang mir in den ersten Heilsitzungen, das Solarplexus-Zentrum und in Kombination mit Akupunktur die energetische Leberfunktion auszugleichen und die gestaute Energie zu befreien. Sein psychischer und physischer Zustand besserte sich mit jeder Behandlung. Es dauerte einige Monate, bis der Klient vollständig beschwerdefrei war. In den folgenden Jahren blieb er trotz seiner körperlich anstrengenden Arbeit beschwerdefrei. Dieses Beispiel zeigt die wichtige Bedeutung der Behandlung des dritten Chakras.

Neben der physischen Verbesserung erreicht man in vielen Fällen auch eine Stabilisierung der Psyche. Dies wiederum hat meistens einen positiven Einfluss auf den Heilungsverlauf und die Selbstheilung des Klienten.

Behandlungsbeispiel

Ein weiterer Klient kam mit chronischen Kopfschmerzen in die Behandlung. Er war Vorstandsmitglied in einer großen Firma und musste täglich wichtige Entscheidungen treffen. Seine Kopfschmerzen wurden durch den täglichen und permanenten Stress verursacht. In der ersten Behandlung entspannte ich seine Nackenmuskulatur und konzentrierte mich auf die Behandlung seines Solarplexus-Zentrums und seines Kopfbereiches. Seine Kopfschmerzen verschwanden direkt nach der ersten Behandlung vollständig und kamen nicht mehr zurück. Dieser Klient kommt seither alle sechs Wochen zum Stressabbau zur Behandlung. Spontanheilungen sind nicht die Regel, aber wenn sie stattfinden, sind sie für mich immer unerwartet und ein Geschenk des Himmels.

Für die meisten Menschen ist es fast eine Lebensaufgabe, das dritte Zentrum im Gleichgewicht zu halten. Ein harmonisches Solarplexus-Zentrum ist die Grundlage für unsere psychische Widerstandsfähigkeit. Resilienz ist der moderne Fachausdruck für unsere psychische Widerstandsfähigkeit. Im Internet findet man unzählige Beiträge zur Verbesserung der Resilienz. Aus energetischer Sicht geht es aber darum, die Energiezentren in einem harmonischen Zustand zu halten. In Bezug auf das Solarplexus-Zentrum fällt dieser Ausgleich schwer, da unsere gesamte Gesellschaftsstruktur dieses Zentrum betont und überbewertet. Wir werden durch Medien und Werbung immer wieder negativ beeinflusst und lassen uns von unserem Ziel, ein inneres Gleichgewicht zu erlangen, ablenken. Die folgende Übung ist eine Möglichkeit, das dritte Zentrum zu reinigen und zu harmonisieren.

Übung: Harmonisierung Solarplexus

Wenn du die Möglichkeit hast, dann mache diese Übung direkt in der freien Natur, wenn die Sonne scheint.

Setze dich entspannt auf einen Stuhl und schließe die Augen.

Beginne mit dem gleichen Einstieg in die Übung wie bei den vorangegangenen Übungen.

Spüre oder visualisiere die Sonne als lebensspendende Kraft und lasse die wärmenden Sonnenstrahlen in dein Sonnengeflecht einströmen.

Verbinde dich mit deinem Solarplexus-Zentrum.

Ein Energiezentrum ist nicht statisch, sondern lebendig und dynamisch. Versuche, die Bewegung und die Ausdehnung deines dritten Zentrums wahrzunehmen.

Ein Energiezentrum rotiert, ähnlich einer Turbine. Durch die Rotationsbewegung nimmt es Energie aus der Umgebung auf und gibt gleichzeitig Energie an die Umgebung ab. Versuche, die Rotationsrichtung deines dritten Zentrums wahrzunehmen.

Falls du Mühe hast, die Drehrichtung zu spüren, dann stelle dir zuerst die Linksdrehung vor und danach eine Rechtsdrehung. Jene Bewegungsrichtung, die du dir leichter vorstellen kannst, entspricht in der Regel der Bewegungsrichtung deines Energiezentrums.

Manchmal bewegt sich das Sonnengeflecht zu schnell, weil es durch unseren täglichen Stress überreizt ist und sich zu viel Energie angestaut hat.

Visualisiere während einiger Minuten, wie du das Sonnenlicht in dein Sonnengeflecht einatmest. Es hilft dem dritten Zentrum, sich zu reinigen, zu entspannen und lichter zu werden. Spüre die Veränderung.

Du siehst, wie sich die Bewegung des Zentrums normalisiert und sich mit dem darunterliegenden Hara und dem darüberliegenden Herz-Zentrum harmonisiert.

Nun stellst du dir vor, wie das Licht von deinem Sonnengeflecht in die Organe im Bauchbereich strömt.

Du siehst, wie das Licht deine Leber durchdringt und den Stress auflöst.

Du spürst, wie Bauchspeicheldrüse, Milz und Magen vom Sonnenlicht durchflutet und gereinigt werden.

Dann visualisierst du, wie sich das Sonnenlicht in deinem gesamten Körper ausbreitet und du gereinigt und gestärkt wirst.

Mit jeder Ausatmung lässt du sämtliche Spannung aus deinem Körper los, und mit der Einatmung siehst du das einströmende Sonnenlicht in dein drittes Zentrum.

Gegen Ende der Übung bleibst du einige Atemzüge in der inneren Betrachtung und lässt dir Zeit, um die Veränderung in deinem Körper wahrzunehmen.

Zum Abschluss verankerst du dich wieder in deinem Becken und verbindest dich über deine Füße mit der Erde, bevor du langsam wieder die Augen öffnest.

Persönlich arbeite ich nicht allzu häufig mit dem dritten Energiezentrum. Ich widme diesem Zentrum nicht zu viel Aufmerksamkeit. Unser Fokus lenkt unsere Energie. Die ständige Auseinandersetzung mit dem dritten Zentrum führt diesem auch viel Energie zu. Oftmals ist es besser, das zweite Chakra durch regelmäßiges Üben zu stärken, um ein gutes Lebensfundament zu erarbeiten. Mit einem starken Hara geben wir unserem dritten Zentrum einen stabilen Unterbau. Wir werden dadurch emotional widerstandsfähiger und ausgeglichener. Ein starkes Hara ist wie ein Bollwerk, welches uns Schutz bietet. Indem wir regelmäßig üben, werden wir klarer und stabiler. Manchmal realisieren wir die Veränderungen der Hara-Übungen nicht sofort. Es ist wichtig, geduldig zu bleiben und die Übungen in den täglichen Alltag regelmäßig einzubauen, um einen Rhythmus zu bekommen. Neben regelmäßigem Meditieren baue ich diese Hara Übungen schon seit fast vierzig Jahren in meinen Alltag ein. Manchmal gibt es allerdings Zeiten, in denen auch ich das Gefühl habe, dass sich in meiner Entwicklung nichts bewegt oder verändert und ich nicht weiterkomme.

Die Arbeit mit dem Atem und das bewusste Erarbeiten des zweiten Chakras ist ein sanfter Weg. Viele Veränderungen laufen auf einer tieferen seelischen Ebene ab. Wenn wir in einen Zustand kommen, in dem wir mit uns und unserer persönlichen Entwicklung zu hadern beginnen, dann ist es gut, kurz innezuhalten und sich zu erinnern, wie es uns ein Jahr zuvor ergangen ist. Wo standen wir zu diesem Zeitpunkt in unserem Reifeprozess, und welche Veränderungen fanden in der Zwischenzeit statt. Vielfach setzen wir uns unter Druck und haben das Gefühl, wir müssten unseren Reifeprozess mit allen Mitteln vorantreiben. Wir lesen unzählige Bücher über Persönlichkeitsbildung oder rennen von einem Seminar zum nächsten mit der Hoffnung, schneller „Erleuchtung“ zu erreichen. Seminare und gute spirituelle Lehrer waren für mich immer Wegweiser und Impulsgeber; doch der Reifeprozess fand oder findet in der täglichen Arbeit statt. Die Arbeit an der Persönlichkeit ist wie das Schleifen eines Rohdiamanten. Regelmäßiges Meditieren und Praktizieren der Übungen helfen uns dabei, unser inneres Licht oder unseren Diamanten zum Leuchten zu bringen. Meditation und Atemübungen sollten nicht nur dem Ziel dienen, „Erleuchtung“ zu erlangen, sondern sie sollten uns befähigen, gelassener und stressfreier unseren Alltag zu bewältigen.

Ein seelischer Reifeprozess benötigt Zeit und Geduld. Wenn wir uns auf diesen Prozess einlassen und die nötige Disziplin und Geduld aufbringen, werden wir reichlich belohnt. Durch stetige Arbeit an uns selbst bleibt unser Wandlungsprozess kein Strohfeuer, sondern wir werden nachhaltig stabiler im Leben stehen. Eine gute Grundvitalität und ein stabiles emotionales Gerüst ist eine optimale Voraussetzung für die Heilungsarbeit.

Das Herz-Zentrum

Unser viertes Zentrum, das Herz-Chakra, befindet sich in der Mitte des Brustkorbs auf Brusthöhe. Das Herz-Zentrum ist unser geistiger Mittelpunkt. Wenn wir im Herz-Zentrum verankert sind, lösen wir uns aus der Verletzlichkeit unseres dritten Zentrums und sind nicht mehr ständig unseren emotionalen Stürmen ausgesetzt. Die Wogen unserer Gefühle beginnen sich zu glätten, und ein Zustand der inneren Ruhe und des Vertrauens beginnt sich in uns auszubreiten. Wenn wir sensibel und emotional unausgeglichen sind, uns isoliert, verletzlich und einsam fühlen, dann können wir den Weg des Mitgefühls gehen, um uns aus diesem Zustand zu befreien. Mitgefühl ist eine Bewegung des Herzens. Durch diese Bewegung lösen wir uns aus der Umklammerung unseres Egos und verlagern unseren Schwerpunkt aus dem dritten Zentrum in unseren geistigen Mittelpunkt, unser Herz-Zentrum.

Wie gelangen wir ins Mitgefühl? Indem wir beginnen, Menschen zu helfen, ohne von ihnen eine Gegenleistung zu erwarten. Ihnen einfach unsere Unterstützung anbieten. Die Liebe ist die verbindende Kraft zu unserer Umwelt und zu uns selbst. Wenn eine Handlung aus einer Absicht oder Erwartungshaltung heraus erfolgt, dann handeln wir nicht aus dem Herzen, sondern aus unserem dritten Zentrum. Wir handeln aus unserem Ego. Absichtsloses Handeln mit Mitgefühl hilft uns, unser Herz zu aktivieren. Wir werden überrascht sein, wie reichhaltig die Antwort des Lebens sein wird.

Oft hadern wir mit unserem Schicksal und bleiben mit unserem Bewusstsein im dritten Zentrum hängen. Wir verurteilen die Menschen, die uns in unserem Leben verletzt haben, und erkennen dabei nicht, dass jede Erfahrung ein Bestandteil unseres Lebenswegs ist und wir durch diese Erfahrungen reifen. Die Sicht auf unser Leben aus dem dritten Zentrum heraus bleibt durch unsere Emotionen verschleiert. Eine Sichtweise aus dem Herzen eröffnet uns aber eine erweiterte Dimension des Verstehens. Gelingt es uns, mit dem Herzen zu sehen, dann scheint das schöpferische Licht durch uns, und wir erfahren in uns Heilung. Handlungen, die aus der Liebe des Herzens heraus erfolgen, sind heilsame Handlungen für sich selbst und für die Umgebung. Durch sie erfahren wir ein Gefühl, in etwas Größerem eingebettet zu sein. Die Verankerung unseres Bewusstseins im Herz-Zentrum schenkt uns Urvertrauen.

Ein Leben aus dem dritten Zentrum hält uns in Gefühlen wie Unsicherheit, Selbstzweifel, Angst, Missgunst, Minderwertigkeit, Selbstüberschätzung und Neid gefangen. Diese Gefühle beeinträchtigen nicht nur unser seelisches Wohlbefinden, sondern sie wirken sich auch negativ auf unsere Gesundheit aus. Für die Heilungsarbeit ist es unerlässlich, dass wir uns darin üben, unser Herz-Zentrum zu entwickeln. Wenn es uns nicht gelingt, unseren energetischen Schwerpunkt aus dem Sonnengeflecht ins Herz-Zentrum zu verlagern, bleiben wir in unserer Heilungsarbeit instabil und sind laufend abhängig vom Erfolg unserer Behandlungen. Es ist normal, dass sich sogenannte „Heilungserfolge“ einstellen werden, sobald wir mit der Heilungsarbeit beginnen. Am Anfang unserer Tätigkeit als Heiler eröffnen sich neue

Möglichkeiten. Wir machen unsere ersten Erfahrungen im Geistigen Heilen und sind oft überrascht, dass wir zum Beispiel Rückenschmerzen oder Kopfschmerzen eines Menschen nur über das Auflegen unserer Hände positiv beeinflussen können.

Wenn jemand diesen Weg einschlägt, ist es wichtig, dass er immer wieder seine Motivation überprüft. Gerade am Anfang besteht aufgrund der ersten Heilerfolge die Gefahr, dass man überheblich wird. Stolz und Überheblichkeit weisen aber darauf hin, dass man noch nicht im geistigen Herzen verankert ist.

Verankern wir uns aber im Herzen, so lösen wir uns aus unseren persönlichen Erwartungen und jener der Klienten. Mit dem Herzen erkennen wir, dass Heilung nicht erwartet oder erzwungen werden kann. Heilung tritt dann ein, wenn der Zeitpunkt richtig ist. Aus der Perspektive des Herzens gibt es keinen Erfolg oder Misserfolg. Der Heiler heilt nicht, sondern er stellt sich als Instrument zur Verfügung, damit das universelle Heilungsfeld durch ihn wirken kann.

Wenn ein Heiler seinen Schwerpunkt im dritten Zentrum hat, bleibt er in seinem Ego gefangen und geht in eine Resonanz mit den Klienten. Diese befinden sich durch ihre Krankheit oft in einem Zustand der Angst, Auflehnung, Verzweiflung, Hoffnungslosigkeit oder der Furcht zu versagen. Diese Emotionen stammen aus der gleichen Quelle wie Stolz, Erwartungshaltung, Überheblichkeit oder Minderwertigkeitsgefühle. Alle diese Gefühle entstehen durch einen Mangel an Vertrauen und stammen aus dem Ego, welches seinen Lebensschwerpunkt im dritten Zentrum hat. In der Heilungsarbeit kann es für den Heiler gefährlich sein, wenn er sich auf der gleichen Gefühlsebene befindet wie der Klient.

Ein geübter Heiler kann sein Solarplexus-Zentrum als Messorgan bewusst einsetzen. Zu diesem Zweck verlagert er sein Bewusstsein kurzzeitig in sein drittes Zentrum und registriert die Emotionen des

Klienten. Emotionen sind Energiewellen. Wenn ein Heiler gelernt hat, sein drittes Zentrum zu kontrollieren, kann er diese Wellen über das Sonnengeflecht wahrnehmen. Diese Wahrnehmung wird aber nur klar und bewusst registriert, wenn sich das dritte Zentrum eines Heilers in einem harmonischen Zustand befindet. Wenn das Solarplexus-Zentrum eines Heilers in Aufruhr ist, gleicht es einem Meer mit hohem Wellengang. In diesem aufgewühlten Meer kann man nicht mehr zwischen den Wellen des Heilers und den Wellen des Klienten unterscheiden.

Die Verlagerung des Bewusstseins in das geistige Herz und die Stärkung unserer Hara-Kraft helfen dabei, das Sonnengeflecht auszugleichen und eine bewusste Kontrolle über dieses Zentrum zu erlangen. Wenn wir beginnen, mit kranken Menschen zu arbeiten, setzen wir uns mit Energiefeldern auseinander, welche aus dem Gleichgewicht geraten sind. Wenn die Klienten in die Heilbehandlung kommen, sind sie neben all ihren Ängsten oft auch verunsichert. Die Auseinandersetzung mit ihrer Krankheit erfordert viel Kraft und Energie. Eine weitere Erschwerung für die Klienten ist der leichte Zugang zu sämtlichen Informationen über Krankheiten. Ich bin kein Freund von medizinischen Sendungen und dem permanenten Internet-Zugang. Viele Klienten werden überflutet von Informationen und können diese selten richtig einordnen. Auch die Ratschläge ihrer Freunde oder Bekannten sind meist wenig hilfreich und lösen oft noch zusätzliche Verunsicherung aus. Die Klienten finden kaum Zeit, auf ihre innere Stimme zu hören. Ihre elektromagnetischen Felder sind disharmonisch, und es erfordert vom Behandler einen klaren Fokus, eine gute Vitalität und einen ausgeglichenen emotionalen Zustand, um nicht selbst Schaden zu nehmen.

Ein Einklang zwischen Heiler und Klient auf der Stufe des Solarplexus-Zentrums ist schwierig zu kontrollieren und beinhaltet die Möglichkeit, dass die Behandlung für beide Seiten nicht förderlich ist. Die Resonanz der Felder auf der dritten Ebene zwischen Heiler und Klient führt zu einem Gleichklang beider Felder. Ein Ausgleich zwischen zwei geschwächten Feldern führt aber selten zu einer nachhaltigen Verbesserung der Gesundheit des Klienten. Das geschwächte System des Klienten benötigt einen vitalen und höher schwingenden Umpuls zur Anregung der Selbstheilungskräfte. Wenn ein Heiler emotional unausgeglichen ist, besteht die Gefahr, dass er seine Emotionen auf den Klient überträgt oder die Emotionen des Klienten übernimmt. Es heißt nicht, dass ein emotional instabiler Heiler keine Heilerfolge aufweisen kann. Die geistige Welt kann ihn trotzdem als Kanal verwenden, aber Heilungen werden durch die unruhigen emotionalen elektromagnetischen Felder erschwert. Wenn ein Heiler emotional unausgeglichen ist, geht er gesundheitliche Risiken ein. Durch Resonanz mit dem Klienten kann sein eigenes Energiesystem geschwächt werden und zu einer physischen und psychischen Erschöpfung führen.

Ein Heiler, der über Jahre praktiziert, ohne sich persönlich weiterzuentwickeln, läuft Gefahr, seine Fähigkeiten zu verlieren und selber krank zu werden. Die Auseinandersetzung mit dem Geistigen Heilen sollte aus einem tiefen Bedürfnis entstehen, Menschen zu begleiten und sie auf ihrem Genesungsweg zu unterstützen. Die Heilungsarbeit ist kein Fluchtweg aus persönlichen Lebensproblemen. Das Gegenteil ist der Fall. Als Behandler haben wir die Pflicht, unsere Energie zu klären und durch regelmäßiges Training und gezieltes Üben zu stärken, um unseren Klienten eine Stütze zu sein. Die Klärung unserer Energie erfolgt durch die Arbeit an unseren persönlichen Schwächen, durch das Stärken unseres Haras und die Verlagerung unseres geistigen Schwerpunkts in unser Herz.

Es ist wichtig, dass wir ständig daran arbeiten, eine gewisse Ordnung in unserem Leben einzuhalten. Ordnung im Äußeren hilft unserer Ordnung im Inneren. Erstaunlicherweise bin ich in all den Jahren häufig Menschen begegnet, die als Medium oder Heiler arbeiteten, Klienten begleiteten, aber innerlich wie äußerlich in einem Chaos lebten. Ihr äußeres Erscheinungsbild war ungepflegt, ihr Zuhause war unordentlich und nicht aufgeräumt und vielfach klagten sie über instabile Beziehungssituationen. Trotz diesen Voraussetzungen fühlten sie sich zum Geistigen Heilen oder zur Arbeit als Medium berufen. Lebt ein Behandler aber in einer äußeren und inneren Unordnung, so ist es unwahrscheinlich, dass sich sein Energiefeld in Harmonie befindet. Dies erschwert den Heilungsvorgang beim Geistigen Heilen, und es besteht immer die Gefahr, dass die Persönlichkeit des Behandlers die Heilung beeinflusst oder abschwächt. Je klarer und vitaler das Energiefeld des Behandlers ist, desto wirksamer kann das Heilungsfeld oder können die geistigen Helfer durch den Behandler wirken.

Die Heilungsarbeit ist eine schöne Arbeit. Die Einstimmung auf das universelle Heilungsfeld harmonisiert nicht nur den Klienten, sondern auch den Behandler. Im Geistigen Heilen erfahre ich einen tiefen Frieden in mir; eine Verbindung mit meinen spirituellen und geistigen Wurzeln. Eine Heilbehandlung ist ein spiritueller Akt und eine Bereicherung für das Leben.

Wenn ein erfahrener Heiler an seinem Reifeprozess arbeitet, bedeutet dies nicht, dass er sich keinen Herausforderungen stellen muss oder ihm keine Schwierigkeiten begegnen. Ein Heiler sollte aber in der Lage sein, seine persönlichen Probleme während einer Behandlung zurückzustellen, um sich voll und ganz auf die Behandlung zu fokussieren. Damit ihm dies gelingt, ist es wichtig, dass er sorgfältig mit seiner Gesundheit umgeht und sich nicht überarbeitet. In einem erschöpften Zustand ist es schwieriger, sich zu konzentrieren und abzugrenzen. Die Begabung zum Heilen nützt wenig, wenn wir nicht bereit sind, Verantwortung unserer eigenen Gesundheit gegenüber zu übernehmen.

Eine Frau kontaktierte mich und bat um ein persönliches Gespräch. Seit einigen Jahren interessierte sie sich für Körperarbeit, Medialität und Geistiges Heilen und verfügte, nach eigener Aussage, über eine Begabung zum Geistigen Heilen. Normalerweise führe ich keine solchen Gespräche, da sie aber die Tochter einer Klientin war, machte ich eine Ausnahme. Bei unserem Treffen erzählte sie mir, dass sie seit einem Jahr auf Jobsuche sei und sich neu orientieren wolle. Im Gespräch war sie sprunghaft und unkonzentriert. Sie hatte viele Ideen, aber keine Ahnung, wie sie diese in die Tat umsetzen könnte. Sie hatte sich angeblich über die beruflichen Möglichkeiten im therapeutischen Bereich informiert. Als ich aber tiefer auf dieses Thema einging, erkannte ich, dass sie sich nur oberflächig und planlos mit diesen Möglichkeiten auseinandersetzte.

In ihren Ausführungen erklärte sie mir, dass sie ab und zu Heilbehandlungen vornehme, aber danach immer sehr erschöpft sei. Sie wollte von mir wissen, ob sie durch die Teilnahme an meinen Ausbildungen ihre medialen Fähigkeiten sowie ihr Talent zum Heilen verbessern könne. Ihre Erschöpfung nach dem Heilungsvorgang war für mich ein Indiz für einen Mangel an Konzentrationsfähigkeit und innerer Klarheit. Dies spiegelte sich auch in ihren Aussagen und ihrer aktuellen Lebenssituation wider. Zur Förderung unserer Begabungen ist es manchmal notwendig, zuerst an unserer Basis und unserer Lebensverankerung zu arbeiten, bevor wir uns auf diesen Weg einlassen. Ich gab ihr daher den Rat mit auf den Weg, sich zuerst eine Arbeit zu suchen, um den Lebensunterhalt zu sichern. Weiter empfahl ich ihr, regelmäßig Konzentrations- und Atemübungen zu praktizieren, um sich zu erden und ein stabiles Gleichgewicht zu erarbeiten. Die Ausbildung unserer feinstofflichen Begabungen sollte man nicht erzwingen wollen. Wenn wir unser Leben zuerst ordnen, wird dies auch unsere feinstofflichen Begabungen unterstützen.

Die Talente verkümmern nicht, wenn sie eine Zeit lang nicht gefördert werden. Im Gegenteil! Indem wir unser Leben ordnen und uns zentrieren, schaffen wir einen guten Nährboden für eine klare und dauerhafte Entfaltungsmöglichkeit unserer geistigen Fähigkeiten. Man kann die materielle Welt nicht von der geistigen Welt abtrennen. Unordnung auf der materiellen Ebene beeinflusst auch die feinstofflichen Ebenen und umgekehrt. Disharmonien auf den feinstofflichen Ebenen spiegeln sich in der sichtbaren, materiellen Welt. Im Grunde genommen können keine klaren Grenzen zwischen materieller und feinstofflicher Realität gezogen werden. Nur unser Bewusstsein und unsere Wahrnehmung errichtet Grenzen zwischen diesen Ebenen. Sobald sich aber unsere Sinne verfeinern, beginnen die Grenzen zwischen Realität und feinstofflichen Ebenen durchlässig zu werden und sich langsam aufzulösen. Schaffen wir Ordnung im Leben, so schaffen wir Ordnung im Energiefeld, in dem wir uns aufhalten. Wir erzeugen durch die äußere Ordnung ein Feld, welches uns in unserer persönlichen und geistigen Entwicklung unterstützt.

Es fällt uns sicher leichter, in einem klaren und sauberen Wasser zu schwimmen als in einem trüben See. Im klaren Wasser erkennen wir unsere Umgebung klar und sehen Hindernisse frühzeitig. Im sauberen Wasser des Lebens fällt es uns leichter, Entscheidungen zu treffen, in welche Richtung wir schwimmen wollen. Jedes Energiezentrum erscheint in einer Farbe. Diese Farbe ist der Ausdruck für die feinstoffliche Schwingung des entsprechenden Energiezentrums. Die vorherrschende Farbe im Herz-Zentrum ist grün. Grün ist eine Mischfarbe aus den Farben Blau und Gelb. Gelb ist die Farbe des dritten Zentrums, des Solarplexus-Zentrums. Das fünfte Zentrum, das Kehl-Zentrum, erscheint in einem eher helleren Blau und das sechste Zentrum, das Stirn-Zentrum, oftmals in einem dunklen Blau. Diese zwei Zentren ermöglichen es den Menschen, kreativ und schöpferisch tätig zu sein. Das Herz-Zentrum befindet sich in der Mitte zwischen dem Solarplexus-Zentrum und dem fünften und sechsten Energiezentrum.

Die Farbe Grün harmonisiert und gleicht aus. Wenn der Mensch in sein Herz kommt, kann er sein Ego und seine Emotionen mit seinem Intellekt oder seinen mentalen Ebenen verbinden und über die Herzensebene miteinander in Einklang bringen. Die Farbe Grün oder die Herzebene verbindet Gefühl und Verstand. Der Mensch beginnt, mit dem Herzen zu fühlen und zu denken! Eine weitere Mischfarbe finden wir im zweiten Zentrum, dem Hara. Die Farbe des Haras ist Orange und wird gebildet durch das Rot des Basis-Zentrums und das Gelb des Solarplexus-Zentrums. Sowohl das Hara als auch das Herz-Zentrum haben eine essenzielle Bedeutung im Geistigen Heilen. Das Hara ist das Zentrum unserer Grundvitalität und unserer physischen Widerstandskraft. Sofern es gelingt, ein Gleichgewicht zwischen dem Basis-Zentrum (rot) und dem Sonnengeflecht (gelb) herzustellen, erscheint das Hara in einem kräftigen Orange. Dies bedeutet, dass ein gut geerdeter Mensch sein Ego nicht überbewertet und dadurch das Potenzial hat, seine Hara-Kraft optimal auszubilden und aus dieser Kraftquelle zu schöpfen. Ein Mensch ohne Wurzeln wird dagegen instabil und verliert den Zugang zu seinem Hara. Das kräftige Orange wird abgeschwächt, und das dritte Zentrum überreizt. Was bedeutet eine Überreizung im Sonnengeflecht? Wenn ein Mensch seine Wurzeln verliert und seinen Schwerpunkt in sein drittes Zentrum verlagert, zieht er zu viel Energie aus den unteren Zentren ab. Er schwächt dadurch seine physische Widerstandskraft, seine Instinkte und das Rot aus dem Basis-Zentrum sowie das Orange aus dem Hara erscheinen im dritten Zentrum.

Rot und Orange kann man gleichsetzen mit der Bedeutung der Planeten Pluto und Mars in der Astrologie. Mars ist Lebensenergie oder Antriebskraft, und Pluto entspricht der Energie aus einem Atomkraftwerk. Atomare Energie muss unter Kontrolle gehalten werden, damit sie nicht zerstörerisch wird. Diese Kontrolle übt das zweite Energiezentrum aus. Das Hara kultiviert die ungebändigte Energie aus dem Basis-Zentrum. Wenn das Hara geschwächt wird, kann diese Energie nicht mehr gezügelt werden und manifestiert sich im Sonnengeflecht. Ein Mensch mit diesen Farben im dritten Zentrum wird unberechenbar, aggressiv oder stolz, manchmal auch arrogant, unnahbar oder überheblich. Er verliert den Boden unter den Füßen und überschätzt sich. Aggressivität bedeutet aber nicht zwangsläufig, dass sie nach außen sichtbar wird. Sie kann sich, je nach emotionaler Prägung, auch in Form von Autoaggressivität zeigen. Der Mensch erkrankt dann infolge seiner nach innen gerichteten, übersteigerten Emotionen.

Die massive Zunahme der Nutzung von elektronischen Medien überfordert das dritte und das sechste Zentrum. Regelmäßiges und exzessives Gamen ist der Konsum von zweidimensionalen Bildern in einer hektischen und schnellen Abfolge, oft mit gewalttätigem Inhalt. Dies führt zu einer Überreizung des Sonnengeflechts, und auch das Stirn-Zentrum wird stark überlastet. Über das Herz verbinden wir uns mit unserer Umwelt. Mit dem Herzen sind wir in der Lage, mit der Seele unserer Mitmenschen, der Tiere und Pflanzen zu kommunizieren. Es befähigt uns, mit einer empathischen und mitfühlenden Haltung zu handeln und zu leben. Elektronische Medien vermitteln eine virtuelle Scheinwelt, ohne direkte und reale sinnliche Erfahrung. Der Fokus liegt nur noch im mentalen Bereich und in den Emotionen, die durch das Spielen angeheizt werden.

Unsere Gedanken sind die Basis unserer Emotionen. Sie sind wie der Wind, der die Oberfläche eines klaren, stillen Gewässers aufwühlt. Je intensiver die Gedanken desto stärker wirkt dieser Sturm auf unsere Gefühlswelt. Ein unruhiger Geist (Stirn-Zentrum) und unausgeglichene Emotionen (Solarplexus) blockieren die Entwicklung und Reifung des geistigen Herzes. Der Mensch reduziert seine universelle Größe auf sein kleines Ego.

Wenn wir mit unseren geistigen Wurzeln verbunden sind, sind wir ein Gefäß, welches immer mit der Substanz des Lebens gefüllt wird und nie austrocknet. Dies verleiht uns ein Gefühl der Verbundenheit und Fülle, und wir leben mit einem Urvertrauen. Durch die Reduktion des wahren Selbst eines Menschen auf sein Ego, verliert er seine spirituellen Wurzeln. Ein Mangel an tiefer Verbundenheit mit dem Leben entsteht, und der Mensch beginnt zu kompensieren. Die entstandene Leere wird mit Ersatzbefriedigungen ausgefüllt. Ohne Wurzeln sind wir leichter zu beeinflussen und zu steuern.

Kinder und Jugendliche benötigen seelischen Freiraum und Zeit für die Ausbildung ihrer Empathie. Kontakt mit Tieren, Bewegung in der

Natur und physischer Kontakt mit anderen Jugendlichen fördern die Herzensbildung. Leider werden Kinder immer früher durch die elektronischen Medien beeinflusst. Der Kontakt zu ihren Altersgenossen erfolgt vermehrt über PC und Handy, und reale Treffen nehmen ab. Jungen verbringen oft Tage in ihrem Zimmer und gamen mit anderen Jugendlichen über das Internet. Eigenverantwortung, Sozialkompetenz sowie der Bezug zur Natur und zur Umwelt werden dadurch eingeschränkt und die Herzensbildung verhindert oder stark verlangsamt.

Oft erzählen mir Klienten und Bekannte von ihren Kindern. Die Jugendlichen kommunizieren mit Altersgenossen, Freunden und Bekannten über das Smartphone und über elektronische Plattformen der Social Media und Spielkonsolen. Es wird online mit Gleichgesinnten gespielt. Meistens wird die Online-Präsenz zu stark betont, so dass die Kids nervös und unbeherrscht werden. In diesem Zustand verlieren sie den Kontakt zum realen Umfeld und nehmen nicht oder kaum mehr wahr, was um sie herum geschieht. Sie tauchen in fiktive Welten ein. Treiben sie aber zum Ausgleich Sport und treffen sie ihre Freunde auf dem Fußballplatz oder bei sonstigen Freizeitaktivitäten, normalisiert sich ihr Verhalten wieder. Generell stelle ich fest, dass diese Form des Medienkonsums die seelische Reife verlangsamt. Konflikte zwischen Jugendlichen werden oft über das Internet oder über einen Chat ausgetragen. Der fehlende physische Kontakt verhindert, dass sie die gegenseitigen Grenzen wahrnehmen. So konnte ich einige Male miterleben, wie natürliche Grenzen nicht mehr respektiert wurden.

Das Leben dient der Entwicklung und Förderung der menschlichen Seele. Wenn Generationen aus diesem Gesetz des Lebens ausbrechen, wird es irgendwann zu einem Kollaps kommen – und das System wird zusammenbrechen. Ebenso wie ein Mensch erkrankt, wenn er aus seinem seelischen Gleichgewicht gerät, wird eine Gesellschaftsstruktur früher oder später dazu gezwungen werden innezuhalten, um sich wieder neu auszurichten und sich an den geistigen Gesetzen zu orientieren.

Unterschiedliche Blickwinkel

Das Herz-Zentrum steuert die Funktion der Thymusdrüse. Diese Drüse spielt eine wichtige Rolle für unser Immunsystem. Sie dient der Prägung der Immunzellen, damit sie körpereigene Oberflächenstrukturen von körperfremden, wie zum Beispiel Bakterien und Viren, unterscheiden können. Diese Funktion ist wichtig, um zu verhindern, dass die Immun- oder Abwehrzellen nicht den eigenen Körper angreifen und dadurch Autoimmunerkrankungen entstehen. Der Thymus ist vor allem in jungen Jahren aktiv und schrumpft nach der Geschlechtsreife des Menschen. Der größte Teil der Ausbildung der Immunzellen ist bis zu diesem Zeitpunkt bereits abgeschlossen. In einem antiquarischen Buch der Rosenkreuzer-Vereinigung, „Geheimnis der Drüsen“ aus dem Jahre 1940, habe ich folgenden Text gefunden: „Die Sekretion der Thymusdrüse regelt während der Kindheit in einer bestimmten Weise den normalen Knochenwuchs und muskulären Metabolismus.“ Es ist erstaunlich, dass die Sicht der Rosenkreuzer in Bezug auf die Herzensbildung und Entwicklung der Thymusdrüse große Parallelen zu derjenigen der Traditionellen Chinesischen Medizin aufweist. So zeigen sich Wahrheiten, unabhängig vom Kulturkreis und Gedankengut, als universell.

Schon länger stelle ich fest, dass allergische Erkrankungen stark zunehmen. In meiner Schulzeit an der Oberstufe war mir im gesamten Schulhaus nur ein Fall eines Mitschülers bekannt, der unter Heuschnupfen litt, doch Nahrungsmittelallergien, Allergische Rhinitis (Heuschnupfen), Laktose- oder Gluten-Intoleranz sind bei jungen Menschen heute an der Tagesordnung. Für diese Zunahme sind sicher verschiedene Faktoren verantwortlich. Unregelmäßiges Essen und schlechtes Essverhalten (zu hastig oder durch eine äußere Ablenkung wie Handy) sind zwei davon. Die Verschlechterung der Nahrungsmittelqualität, der Lebensmittelfarbstoffe, die Umweltverschmutzung sowie die enorme Zunahme von Reizüberflutungen durch elektronische Medien in den letzten Jahren sind offensichtlich.

Wie schon beschrieben, ist die gesunde Entwicklung der Thymusdrüse bis zur Pubertät ein wichtiger Schritt für ein gesundes Immunsystem. Zu jeder physischen Komponente gehört zudem immer auch eine geistige. Eine ungenügende Entwicklung der Thymusdrüse hat wahrscheinlich zur Folge, dass es dem betroffenen Menschen Mühe bereitet, zu spüren und zu entscheiden, was für ihn gut ist. Dies gilt für verschiedene Aspekte des Lebens. Intuition und Wahrnehmung prägen die Entscheidungsfindung, um dem Leben zu dienen und die Menschheit zu fördern. Sie ist kein intellektueller Akt. Nicht unser Verstand, sondern unser Herz ist der Schlüssel zum Leben.

In meinem ersten Buch und zu Beginn dieses Kapitels habe ich über die Beziehung zwischen feinstofflichen Organfunktionen und Emotionen aus Sicht der chinesischen Medizin geschrieben. Der feinstofflichen Herzfunktion wird die Emotion der Freude zugeordnet. Freude nährt und befruchtet aus Sicht der TCM das physische sowie das geistige Herz (Herz-Chakra). Freude in seiner übersteigerten Form entspricht der Ekstase. Für ein gesundes energetisches Gleichgewicht ist es notwendig, dass disharmonische emotionale Zustände nicht zu lange andauern und sich wieder beruhigen und ausgleichen. Wenn dies nicht gelingt und ein Mensch sich zu häufig und zu lange in seinen Emotionen verstrickt, kann die zugehörige energetische Organfunktion geschädigt werden. Auch ein Übermaß an Freude in Form von ekstatischen Zuständen schädigt die energetische Herzfunktion.

Durch den permanenten Konsum von YouTube, Social Media, Games und anderem mehr kommt es bei vielen Jugendlichen zu einer häufigen Reizüberflutung. Jugendliche sind beim Gamen oft in einem der Ekstase ähnlichen Zustand. Die durch das regelmäßige Gamen ausgelöste emotionale Überforderung kann ihre feinstoffliche Herzfunktion schädigen. Symptome, die bei einer Störung der feinstofflichen Herzfunktion auftreten, sind oftmals innere Unruhe, Konzentrationsschwäche, Schlafstörungen, Albträume, vermehrtes Schwitzen oder Panikattacken. Bei Jugendlichen vor der Pubertät kann die Schädigung der Herzenergie zu einer Störung der Thymusfunktion führen und ihr Immunsystem schwächen. Die chinesische Medizin erkennt einen Zusammenhang zwischen den feinstofflichen Funktionen von Herz und Niere. Eine überreizte Herzenergie wird als Herzfeuer bezeichnet. Die Nieren haben einen kühlenden und beruhigenden Einfluss auf das Herzfeuer.

Die Nierenenergie ist im Wachstum für eine optimale Knochenbildung verantwortlich und verleiht einem heranwachsenden Menschen seinen Mut und seine Willenskraft. Überreizte Herzenergie, welche sich zum Herzfeuer entwickelt, kann die feinstoffliche Nierenfunktion überfordern. Wenn ein Haus (Herz) konstant in Flammen steht, kann der Feuerwehr (Nieren) das Wasser zum Löschen und Kühlen des Brandherdes ausgehen. Die Nieren werden geschwächt, und die Jugendlichen verlieren dadurch ihren Mut und ihre Willenskraft. Die Herzensbildung hilft dem Menschen, Verantwortung für seinen persönlichen Reifeprozess zu übernehmen. Eigenliebe und Eigenverantwortung sind die Grundlagen für einen bewussten und verantwortungsvollen Umgang mit sich selbst, seinen Mitmenschen und seiner Umwelt.

Mit der Unterstützung der Heilungsarbeit können wir auch Kinder und Jugendliche auf ihrem Weg begleiten und sie auf die Herzebene führen. Das Geistige Heilen ist auch für junge Menschen eine schöne und sanfte Behandlungsmethode. In der Behandlung von Jugendlichen sollte man allerdings beachten, dass die Energie eines jungen Menschen viel stärker und dynamischer ist als die eines älteren Menschen. Störungen im feinstofflichen System eines Kindes äußern sich meist schnell und akut. Fieber ist eine Antwort des Immunsystems auf einen krankheitsauslösenden Faktor. Wenn das Immunsystem in der Lage ist, Fieber zu generieren, bedeutet dies in der chinesischen Medizin, dass der Mensch genug Qi hat, um auf eine Störung zu antworten. Wenn ein Mensch kein Fieber produzieren kann oder das Immunsystem bei einer Störung sogar mit Untertemperatur antwortet, ist dies ein Zeichen für eine geschwächte Grundvitalität oder ein schwaches Qi. Kinder entwickeln daher meist sehr schnell hohes Fieber; und sie reagieren oft auch viel schneller auf eine Behandlung als Erwachsene. Es ist noch ein starkes Qi vorhanden, um auf gesundheitliche Störungen zu antworten.

Junge Menschen neigen eher zu Stagnationen in ihrem Energiesystem. Durch die noch vorhandene Grundvitalität findet man bei ihnen weniger Anzeichen für Schwäche als bei älteren Menschen. In der Praxis sehe ich in den letzten Jahren aber eine Tendenz zu einer Veränderung dieser Aussage. Feinstoffliche Schwächen sind zunehmend auch bei jüngeren und ganz jungen Menschen vorhanden. **Intensive mentale Aktivität verbraucht Energie oder Lebenskraft.** Konstant online zu sein, überlastet die Hirntätigkeit und erschöpft die energetischen Ressourcen. Oft resultiert daraus ein Schlafmanko. Ich erfahre immer wieder, dass Jugendliche noch mitten in der Nacht online sind. In der Nacht werden die Grundsubstanzen des Menschen gebildet. Wenn der Schlaf leidet, wird auch die Lebenskraft geschwächt. Die Folgen sind, dass Jugendliche gesundheitliche Störungen entwickeln, die normalerweise erst später auftreten.

Der häufige Umgang mit digitalen Medien führt bei vielen Jugendlichen zu einem **Bewegungsmangel und zu einer schlechten Körperhaltung**. Wenn wir immer wieder auf unser Handy schauen, neigen wir unseren Kopf nach vorne. Dies führt zu einer vermehrten Belastung der Nacken- und Schultergürtelmuskulatur. Gleichzeitig fallen die Schultern nach vorne, und die Brustwirbelsäule wird gekrümmt. Diese Haltung beeinträchtigt die Atmung und schwächt die gesamte Energie im Herzbereich.

In der chinesischen Medizin absorbiert die Milz die Lebensenergie aus der täglichen Nahrung. Die Lunge absorbiert die Lebensenergie aus der Luft. Die Energie aus der Nahrung (Milz) und die Energie aus der Luft (Lunge) ergeben zusammen die Energie, welche der Körper zur Abwehr von äußeren krankheitsbildenden Faktoren benötigt. Diese Energie nennt man Abwehr-Chi. Das Abwehr-Qi entspricht in etwa dem Immunsystem in der westlichen Medizin. Wenn das Lungenvolumen durch eine schlechte Körperhaltung verkleinert wird und zusätzlich noch ein Bewegungsmangel an der frischen Luft herrscht, so verringert sich auch die Quantität an Energie, welche die Lunge aus der Luft absorbiert. In der Folge kommt es zu einer Schwächung des Abwehr-Chi oder des Immunsystems. Es ist erstaunlich, wie komplex die Zusammenhänge sind und wie vielseitig dieses Thema betrachtet werden kann.

Beim Schreiben dieses Buches habe ich mich regelmäßig über inhaltliche Themen mit meiner Frau unterhalten. Sie war zu diesem Zeitpunkt im letzten Semester einer Ausbildung zur Craniosacral-Therapeutin. Zum Thema „Einfluss der Körperhaltung auf unser Herz-Zentrum" erklärte sie mir die folgende Betrachtungsweise aus ihrer Therapierichtung:

Der elfte Hirnnerv entspringt den ersten fünf Halswirbeln und kreuzt sich im Bereich des *Foramen Jugulare* mit dem *Nervus Vagus*, einem wichtigen Nerv des vegetativen Nervensystems. Eine konstante mechanische Überbelastung im Nackenbereich (Handy Neck / Handy-Nacken) kann zu Störungen des elften Hirnnervs führen und durch seine Verbindung mit dem *Nervus Vagus* auch diesen negativ beeinflussen. Die Fehlhaltung durch den konstanten Gebrauch eines Handys oder ständiges Sitzen am Computer führt nicht nur zu einem eingeschränkten Lungenvolumen, sondern zu einer massiven Überlastung der gesamten Nackenmuskulatur. Der ständig nach vorne geneigte Kopf kann, wie gerade beschrieben, die Funktion der beiden Hirnnerven beeinträchtigen. Nach der Polyvagal-Theorie von Porges hat der vordere Vagus-Nerv die Aufgaben zur Selbstheilung, Erholung, Verdauung, Kontakt und Kommunikation. Kommt es zu einer durch Fehlhaltung bedingten Störung des *Nervus Vagus*, wird die Fähigkeit zur Selbstheilung und Zugewandtheit gestört. Die beschriebenen Fähigkeiten des Vagus sind Eigenschaften des geistigen Herzes, dem 4. Chakra. Für mich ist es extrem spannend, die vielfältigen Möglichkeiten zu erkennen, welche auf eine negative oder positive Entwicklung des geistigen Herzens einen Einfluss haben. Es ist wichtig zu realisieren, dass sowohl die innere als auch die äußere Haltung einen Einfluss auf das Herz-Zentrum haben.

Bei praktisch allen Klienten ist es notwendig, die Mitte zu harmonisieren. Das heißt, das zweite und dritte Energiezentrum auszugleichen. Bei Jugendlichen in der Pubertät ist besonders das dritte Zentrum in Aufruhr. Die emotionalen Stürme – von himmelhoch jauchzend bis zu Tode betrübt – überfordern das Sonnengeflecht und stören die energetische Funktion der Leber. Die Leber ist, wie schon beschrieben, für einen harmonischen Fluss der Körperenergie (Qi) verantwortlich. Wird diese Funktion gestört, so staut sich die Energie an, und das System beginnt sich zu erhitzen. Das gesamte System wird für alle Beteiligten unberechenbar, und es kommt auf der emotionalen Ebene zu Wutausbrüchen oder emotionalen Kollapsen. Jede Mutter oder jeder Vater kann ein Lied darüber singen, und den Eltern graut es oft vor dem pubertären Alter.

Behandlungsbeispiel

Ein elfjähriger Knabe kam zu mir in die Behandlung. Er litt seit einigen Jahren unter chronischen Kopfschmerzen, und seine Mutter hatte erfolglos einige Therapien mit ihrem Sohn ausprobiert. Sie kam auf Empfehlung ihrer Freundin. Deren Sohn litt ebenfalls unter Migräne, und ich konnte ihn erfolgreich unterstützen. Obwohl eine TCM-Therapie anderswo nicht den gewünschten Erfolg erbracht hatte, entschloss sie sich, nochmals einen Versuch zu starten.

Nach der üblichen Erstanalyse und einem Gespräch erfolgte auch ein feinstofflicher Befund über mein Hände. Ich stellte fest, dass die Ursache der Kopfschmerzen ihres Sohnes zum größten Teil stressbedingt waren. Sobald er sich in der Schule überlastet fühlte, brachen die Schmerzen aus. Körperliche Störungen, welche durch Stress ausgelöst oder verstärkt werden, sind Kardinalzeichen für eine Beeinträchtigung der energetischen Leberfunktion. Die harmonische Chi-Verteilung über die Leber wird durch den Stress gestört. Wie die meisten Jugendlichen in seinem Alter liebte er das Gamen und überforderte durch die schlechte Sitzhaltung seine Nackenmuskulatur. Er litt unter starken Muskelverspannungen im Nackenbereich, und sein Sonnengeflecht war überaktiv. Die permanente mentale Überforderung führte zusätzlich zu energetischen Blockaden im Kopfbereich. Diese Faktoren reduzierten seine Stress-Resistenz. Kam es zu zusätzlichen Belastungen durch die Schule, so konnte sein feinstoffliches System nicht mehr genügend ausgleichen, und er kompensierte mit starken Kopfschmerzen.

In der ersten Sitzung kombinierte ich manuelle Techniken zur Entspannung der Nackenmuskulatur mit Akupunktur. Zusätzlich harmonisierte ich mithilfe des Geistigen Heilens während zehn Minuten das Sonnengeflecht, den Leberbereich und die energetischen Störungen im gesamten Kopfbereich. Schon nach wenigen Behandlungen reduzierten sich sowohl die Intensität als auch die Häufigkeit der Kopfschmerzen. Die Mutter war über den Behandlungserfolg erstaunt, hatten doch die vorangegangenen Akupunktur-Sitzungen keine Wirkung gezeigt. Sie konnte es sich nicht erklären, dass Akupunktur, durch verschiedene Therapeuten ausgeführt, eine unterschiedliche Wirkung zeigte, da es sich doch um die gleiche therapeutische Methode handelte. Ich erklärte ihr, dass das Geistige Heilen den Unterschied ausmache. Mit der Akupunktur ist es mir möglich, das Meridiansystem auszugleichen. Über das Geistige Heilen bekomme ich aber den Zugang zu den Energiezentren und dem Ätherleib des Menschen. Diese sind die Matrix oder Wurzel aller anderen Systeme auf der physischen Ebene, und durch deren Harmonisierung kann auch eine manuelle Behandlung oder die Akupunktur ihre Wirkung besser entfalten.

Behandlungsbeispiel

Eine 17-jährige Frau suchte mich aufgrund eines starken, chronischen Hustens auf. Auch sie war schon über eine längere Zeit bei einer TCM-Therapeutin in Behandlung gewesen. Da es zu keiner Verbesserung kam, rief mich ihre Mutter an und bat mich um Hilfe. Die junge Klientin hatte ihre Berufslehre abgebrochen und eine neue Ausbildung im Gesundheitswesen begonnen. Ihr massiver Husten erlaubte es ihr aber nicht, regelmäßig zur Arbeit zu gehen. Sie musste immer wieder für einige Tage zu Hause bleiben, wodurch auch ihre zweite Ausbildung gefährdet war. In der ersten Behandlung nahm ich eine energetische Störung in der Leber und in der Lunge wahr. Die Energie der Leber war gereizt und fühlte sich heiß an, was auf eine massive Stauung hindeutete. Der starke Husten wies auf einen Fülle-Zustand in der Lunge hin. Dies bedeutete, dass sich die Energie in diesem Bereich zu stark angestaut hatte. Im ätherischen Feld der Lunge spürte ich eine starke Überwärmung und Ansammlung der Energie, ähnlich wie im Leberbereich. Mithilfe des Geistigen Heilens beruhigte und harmonisierte ich den Leber- und Lungenbereich, worauf sich ihre Beschwerden besserten und nach einigen Behandlungen vollständig verschwanden. Auch bei ihr kombinierte ich die Behandlung mit Akupunktur. Durch die vorangegangene Heilbehandlung konnte ich die angestaute Energie in ihrem Sonnengeflecht und im Herz-Zentrum auflösen und den Ätherleib ausgleichen. Dies schaffte eine optimale Voraussetzung für die anschließende Akupunktur-Behandlung.

•••

Grundsätzlich ist es einfacher, jüngere Menschen zu behandeln, da die Vitalenergie zur Genesung in der Regel noch stark ist. Junge Menschen zeigen mehr Stagnationszeichen als Schwächezeichen. Die Energie ist noch vorhanden, muss aber wieder bewegt werden, um die Stagnationen aufzulösen. Wenn die Energie nicht mehr vorhanden ist, benötigt es mehr Zeit, und ein Heilungsprozess dauert länger. Verbrauchte Energie wieder aufzufüllen, ist oft ein langwieriger Prozess und verlangt meistens eine Lebensumstellung in vielen Bereichen. Leider begegne ich in der Praxis vielen Menschen, die nicht bereit sind, diesen Weg zu gehen, und nur für eine schnelle Lösung ihrer gesundheitlichen Probleme offen sind.

Heilbehandlungen können einen Menschen wieder an seine geistigen Wurzeln anbinden und ihm helfen, einen Weg zur Genesung zu erkennen. Das Geistige Heilen führt in vielen Fällen zu einer Genesung oder Verbesserung der gesundheitlichen Beschwerden. Sie ersetzt aber nicht den Prozess der Eigenverantwortung. Wenn beim Klienten keine innere und äußere Veränderung seiner Lebensführung stattfindet, wird er sich früher oder später wieder in der gleichen Situation wiederfinden. Dies gilt nicht nur für ältere Menschen, sondern ist auch bei Jugendlichen wichtig. Um bei jungen Menschen Energiestagnationen zu verhindern, ist es erforderlich, dass sie sich genügend bewegen. Bei sämtlichen gesundheitlichen Störungen sollte auch die Ernährung in den Genesungsprozess miteinbezogen werden, denn unser Körper wird aus den Bausteinen unserer Nahrungsmittel aufgebaut. In der Zeit der Pubertät ist das gesamte Energiesystem oft in Aufruhr und überaktiv. Dadurch kommt es zu Hitzezeichen im Körper. Jugendliche sollten in dieser Zeit stark hitzefördernde Nahrungsmittel vermeiden. Dazu gehören Süßgetränke wie Cola, Energy-Drinks, Kaffee, frittierte Nahrungsmittel, zu viel rotes Fleisch und auch ein Übermaß an Milchprodukten. Diese Nahrungsmittel bewirken einen zusätzlichen Stress für das Energiesystem der jungen Menschen.

Behandlungsbeispiel

Es handelt sich bei diesem Beispiel um eine ältere Klientin. Hier sieht man den Einfluss von Trauer und Schmerz auf das geistige und physische Herz. Die Klientin kam ursprünglich wegen einer intensiven Sonnenallergie zu mir in Behandlung. Jedes Mal, wenn sie sich der

Sonne aussetzte, bekam sie starke Schwellungen und Hautrötungen in ihrem Gesicht und zum Teil am Oberkörper. Durch die Behandlungen verschwand die Allergie vollständig. Sie kam für ihr Wohlbefinden noch weiterhin ab und an in eine Behandlung und kurz vor dem Tod ihres Ehemanns in eine Heilungssitzung. Ihr Mann war seit einigen Monaten krank, und dies belastete meine Klientin. Sie zeigte leichte Erschöpfungszeichen, welche in ihrer Situation normal waren. Ihr Herzbereich fühlte sich aber gesund an.

Einige Monate nachdem ihr Mann verstorben war, kam sie wieder zu mir zur Behandlung. Sie machte einen sehr erschöpften Eindruck, war blass im Gesicht, klagte über Schwindel und große Müdigkeit. Als ich mit der Heilbehandlung begann, nahm ich eine extreme Energieschwäche sowohl im physischen als auch im geistigen Herzen wahr. Die Trauer verletzte ihr geistiges Herz, und dadurch wurde auch ihr physisches Herz stark geschwächt. Ich schickte sie unverzüglich zu ihrem Hausarzt, und dieser wies sie gleich in die Herzabteilung des Stadtspitals ein. Zwei Tage danach wurde sie operiert, und es ging ihr bald schon wieder deutlich besser. Sie befand sich in einer Akutsituation, welche das sofortige Einsetzen eines Herzschrittmachers erforderte.

Für einen Heiler ist es wichtig, seine Grenzen zu kennen und diese zu respektieren. Im Falle dieser Klientin wäre es fahrlässig gewesen, sie ohne Einbezug des Hausarztes einfach weiter zu behandeln.

Kurze Einstimmung auf die Herzebene

Die Herzensbildung ist der Schlüssel zum Geistigen Heilen. Wie können wir, nebst der Zuwendung zum Du, unser Herz-Chakra aktivieren? Indem wir uns oft auf unser Herz-Zentrum einstimmen.

Durch den geistigen oder mentalen Fokus auf das Herz-Zentrum führen wir dem Herzen Energie zu, damit es aktiviert wird. Indem wir regelmäßig unsere Aufmerksamkeit in den vorderen Brustraum lenken, machen wir uns unser Herz-Zentrum bewusst.

Versuche in einer Stresssituation kurz innezuhalten und nachzufühlen, wo sich dein Schwerpunkt befindet. Vermutlich hast du ihn im dritten Zentrum. Konzentriere dich für einen kurzen Moment auf deine Ausatmung und versuche alles loszulassen, was dich gerade belastet.

Lenke deine Aufmerksamkeit auf dein Herz-Chakra in der Brustmitte.

Spüre die Liebe in deinem Herzen und stelle dir vor, dass du dein Herz weit öffnest.

Betrachte danach wieder deine Atmung und versuche, die Veränderung in deinem Körper und deiner Energie wahrzunehmen.

Die Einstimmung auf die Herzebene beruhigt und bringt inneren Frieden. Durch gezielte Meditations- und Visualisationsübung können wir die Herzensbildung fördern.

Übung: Herzöffnung

Setze dich entspannt, bequem und aufrecht hin.

Schließe deine Augen und wiederhole den gleichen Einstieg wie bei den vorangegangenen Übungen.

Lasse mit jeder Ausatmung Muskelspannungen im Nacken und im Schultergürtel langsam los, und lasse deinen Alltag für einen Moment hinter dir.

Wenn ein Gedanke auftaucht, lasse ihn weiterziehen und bleibe in der Betrachtung deiner Atmung.

Nach jeder Ausatmung erfolgt eine kurze Pause. Je besser es gelingt zu entspannen und alles loszulassen, desto länger wird diese Pause zwischen Aus- und Einatmung.

Die Atempause ist ein sakraler Moment, ein Augenblick der Stille, in der alles in uns zur Ruhe kommt. In diesem Moment bist du mit deinem Innersten verbunden.

Dieser Moment der Stille ist wie die glatte Oberfläche eines Sees. Du visualisierst diesen See und betrachtest seine Oberfläche.

Du siehst, wie sich die Sonne auf der Oberfläche spiegelt. Durch das klare Wasser blickst du bis auf den Grund.

Dieses Bild lässt dich ruhig werden.

Mit jeder Ausatmung versuchst du, dich noch etwas mehr zu entspannen, und verbindest dich in der Atempause mit der Ruhe, welche dir die Betrachtung des Sees schenkt.
Stelle dir vor, du stehst am Ufer des Sees und wirfst einen Kie-

selstein ins Wasser. Du betrachtest, wie der Kiesel in das klare Wasser eintaucht und sich kreisförmige Wellen langsam und gleichmäßig nach allen Seiten ausbreiten.

Mit diesem Gefühl der sanften Welle des Wassers betrachtest du jede neue Einatmung nach der Atempause. Du spürst, wie die Atemwelle sich gleichmäßig und ohne dein aktives Zutun in dir ausbreitet.

Wenn du innerlich gesammelt und ruhig geworden bist, lenkest du deine Aufmerksamkeit auf dein Herz-Zentrum.

Visualisiere dir dein geistiges Herz als leicht geöffnete Blütenknospe und stelle dir vor, dass mit jeder Einatmung ein weißes Licht in die Knospe deines Herz-Zentrums einströmt und sie sich langsam öffnet.

Wenn dein Herz-Zentrum weit offen ist, siehst du, wie es zu leuchten beginnt.

Mit der Einatmung atmest du aus dem heilenden Feld, welches dich umhüllt, Licht und Liebe in dein Herz ein.

Mit der Ausatmung visualisierst du, wie dein Herz-Zentrum immer stärker leuchtet und wie daraus Liebe in Form eines hellen Lichts in den Raum strahlt.

Dein Herz wird zu einer Quelle von Licht und Liebe, und es gibt keine räumliche Begrenzung für diese Liebe.

Du visualisierst, wie sich das Licht aus deinem Herzen langsam ausdehnt und sämtliche Wesen auf dieser Erde erreicht.
Du betrachtest Mutter Erde und sendest ihr dein Licht und deine

Liebe. Mit einem tiefen Gefühl der Dankbarkeit verbindest du dich mit ihr.

Vielleicht gelingt es dir, dich mit der Wesenheit der Erde zu verbinden und ihre Liebe und Energie wahrzunehmen.

Mit dieser Liebe nährt sie dich und jedes Lebewesen. Sie ist wie eine fürsorgliche Mutter.

Vielleicht verbindest du dich auch mit ihrem Schmerz und ihren Verletzungen, die sie durch die Menschheit erfährt?

Verneige dich vor ihr und bedanke dich für das Leben, welches sie dir ermöglicht.

Am Ende wendest du dich nochmals dem Heilenden Feld und der göttlichen Liebe zu, welche dich umgeben. Lasse ihre Energie und Liebe nährend in jede Zelle deines Körpers strömen.

Du wirst zu einem Gefäß für die mütterliche Kraft der Erde und der allumfassenden Liebe der Schöpfung. Werde dir deines wahren menschlichen Wesens bewusst.

Übung: Herzöffnung in der Natur

Ein schöner Weg zur Herzensbildung sind ausgedehnte Spaziergänge in der Natur. Versuche, ohne Handy und ohne Zeitdruck, während des Gehens den Alltag loszulassen und dich auf deinen Atem einzustimmen.

Mit der Ausatmung lenkst du dein Bewusstsein zuerst in dein Becken. Du stellst dir vor, wie du sämtliche Spannung in dir loslässt. Du spürst, dass du auch in der Bewegung durch dein Becken getragen und gestützt wirst.
Dein Becken repräsentiert die Erde, und aus ihm kommt deine Lebenskraft.

Du lenkst dein Bewusstsein in deine Beine und in deine Füße.

Durch deine Fußsohlen spürst du den Boden unter deinen Füßen und verbindest dich mit der Erde.

Während du gehst, bleibst du in einer achtsamen Haltung und stellst dir vor, wie mit der Einatmung die nährende Kraft und die Liebe der Erde über deine Füße und deine Beine in dich einströmt und sich mit der Lebenskraft in deinem Becken verbindet.

Die Erde ist die Quelle für unser Leben. Durch die Verbindung mit ihr nährst du deine Lebenskraft. Aus dieser Kraft wird dein ätherischer Körper gespeist und die Vitalität deines physischen Körpers bestimmt.

Mit jeder Einatmung visualisierst du, wie die Kraft aus der Erde dein Becken füllt.

Mit jeder Ausatmung visualisierst du, wie sich die Energie aus deinem Becken in deinem gesamten Körper ausbreitet.

Spüre, wie lebendig du geworden bist, und lenke deinen Fokus in dein geistiges Herz.

Öffne dein Herz und verbinde dich in Dankbarkeit mit deiner Umgebung.

In dieser wachsamen und gesammelten Haltung gehst du deinen Weg zu Ende. Du bewegst dich im Einklang mit den Kräften der Natur. In dieser Bewegung erfährst du Heilung und bewirkst Heilung.

Übung: Geistige Verbindung

Während des Laufens versuchst du, dich mit jeder Ausatmung zu entspannen.

Du lenkst deine Wahrnehmung auf dein Becken und stellst dir vor, wie du dein gesamtes Körpergewicht in dein Becken sinken lässt.

Du spürst, wie du von deinem Becken gehalten und getragen wirst.

Mit jeder Ausatmung lenkst du dein Bewusstsein in dein Becken. Dein Bewusstsein pflanzt sich wie ein Samenkorn in deinen Beckenraum ein.

Während du physisch achtsam deinen Weg weitergehst, setzt du mit jeder Ausatmung einen weiteren Samen in dein Becken.

Am Ende der Ausatmung richtest du deine Aufmerksamkeit auf die Atempause.

In der Atempause sammelt sich die Atemkraft, und je besser es dir gelingt, die Kontrolle über deine Atmung abzugeben, desto besser kann der Samen reifen.

Oftmals verspüren wir am Ende der Ausatmung ein Angstgefühl. Es handelt sich um die Furcht, die Kontrolle abzugeben.

Verbinde dich mit dieser Angst, ohne deinen Spaziergang zu unterbrechen.

Du visualisierst, dass du dich in einem langsam fließenden Fluss befindest und dich von der Strömung treiben lässt.

Dieser Fluss ist dein Lebensatem, der dich in allem, was du machst, stützt und dich mit dem Atem der Schöpfung verbindet.

Vertraue darauf, dass du keine Kontrolle mehr ausüben musst und deinen Atem loslassen kannst.

Durch den Kontrollverlust verlierst du nichts, sondern du verbindest dich mit einer größeren Wirklichkeit.

Dann lenkst du deine Aufmerksamkeit auf dein Herz-Zentrum. Dein Fokus ist der Lenker deines Atems.

Du spürst die Atembewegung in deinem geistigen Herzen.

Mit jeder Einatmung öffnest du dein Herz-Zentrum und spürst, wie dein Atem durch dein Herz strömt. Mit deiner Einatmung verbindest du dich mit der Liebe des Universums, und mit deiner Ausatmung trägst du die Liebe aus deinem Herzen nach außen und wendest dich über dein Herz deiner Umgebung zu.

Du lenkst deine Aufmerksamkeit auf eine Blume oder einen Baum und verbindest dich über dein Herz mit dieser Pflanze.

Mit jeder Einatmung wendest du dich mit deinem Herzen der Pflanze zu, mit jeder Ausatmung nimmst du dich völlig zurück. Lasse das Wesen der Pflanze auf dich wirken.

Verbinde dich auf diese Weise mit Pflanzen oder Tieren.

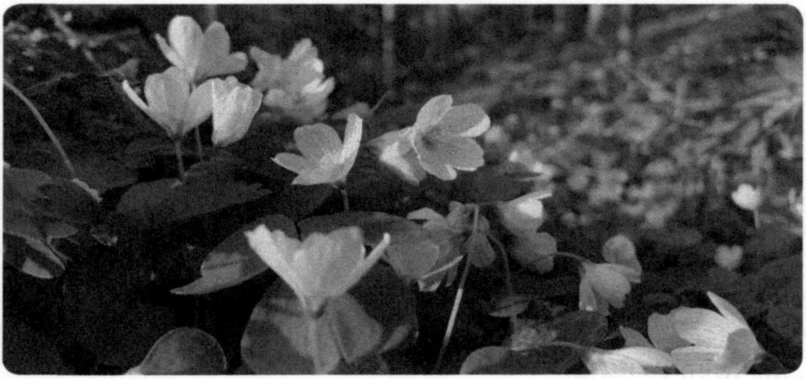

Liebe, die Blume des Lebens.
(Toni Duppka)

Jede Daseinsform auf dieser Erde verfügt über eine individuelle Signatur in Form eines magnetischen Feldes oder einer Aura. Sowohl beim Menschen als auch bei den Tieren und Pflanzen sind diese elektromagnetischen Felder Träger der seelischen Eigenschaften. Über unser Herz können wir uns mit diesen feinstofflichen Feldern verbinden und kommunizieren.

Versuche nicht, mit dem Verstand zu „sehen". Nur wenn wir mit dem Herzen sehen, verbinden wir uns. Der Verstand analysiert, und indem du analysierst und interpretierst, trennst du dich vom Kern des Lebens. Über die Herzebene können wir ein tiefes und umfassendes Verständnis für alle lebendigen Wesen in der Natur erlangen. Wenn du diese Übung regelmäßig praktizierst, kannst du deine feinstofflichen Sinne entwickeln und deine Medialität schulen.

Du kannst diese Übung auch mit einem Kristall, den du in deine Hände nimmst, praktizieren. Wie alle Lebewesen verfügen auch Steine und Mineralien über ein elektromagnetisches Feld. So kann ein Kristall über dieses Feld einen harmonisierenden und stärkenden Einfluss auf seine Umgebung ausüben. Mithilfe dieser Übung schulst du deine

Wahrnehmung und wirst feststellen, welcher Stein oder Kristall einen unterstützenden Einfluss auf dich hat. Auch persönliche Gegenstände wie zum Beispiel ein Schmuckstück werden durch ihren Träger energetisch imprägniert und erhalten dadurch ihre individuelle feinstoffliche Signatur. Einem geschulten Medium ist es möglich, sich auf ein Schmuckstück einzustimmen und Aussagen über den Träger des Schmuckstückes zu machen, ohne ihn persönlich zu kennen.

Das Kehl-Zentrum

Dieses Zentrum ist verantwortlich für unsere Kreativität und steuert die Schilddrüse. Die Schilddrüse ist die größte Hormondrüse des menschlichen Körpers und hat eine wichtige Funktion in der Steuerung des Stoffwechsels. Sie reguliert unter anderem die Geschwindigkeit der Kalorienverbrennung und des Herzschlags. Schilddrüsenüber- und Unterfunktionen zeigen sich häufiger bei Frauen als bei Männern. Eine Unterfunktion der Schilddrüse ist in der Regel einfacher zu behandeln als eine Überfunktion. Die Ursachen einer Unterfunktion liegen vielfach in einer ausgeprägten Schwäche der Lebensenergie eines Klienten. Der größte Teil der Behandlung besteht darin, das Energiesystem des Klienten wieder aufzubauen und zu stabilisieren. Bei sämtlichen Störungen der Energiezentren oberhalb des Sonnengeflechts beziehe ich immer auch die unteren Zentren in die Behandlung mit ein. Die unteren Zentren, Basis-Zentrum, Hara und Sonnengeflecht sind die energetischen Stützen von Herz-, Kehl- und Stirn-Zentrum.

Die oberen Zentren benötigen für eine optimale Funktion die Unterstützung der unteren Zentren. Wenn die unteren Zentren geschwächt sind, ist der Mensch wie ein Fahrzeug ohne Benzin. Er wird in seiner physischen und geistigen Mobilität stark eingeschränkt. Ohne eine vitale Lebenskraft, welche in den unteren Zentren generiert wird, fällt es schwer, kreativ und schöpferisch zu sein. Wenn wir müde und ausgelaugt sind, reduziert sich unser Alltag nur noch auf das Überleben.

Die Energie reicht nur noch zum Erledigen der notwendigsten Aufgaben, und es gibt keine freie Energiekapazität mehr, um sich geistig weiterzuentwickeln. Durch den Mangel an Lebensenergie fehlt uns vielfach der nötige Antrieb, liebevoll mit uns selbst und unserer Gesundheit umzugehen. Es fehlt die Kraft, sich gesund zu ernähren oder sich regelmäßig zu bewegen. Die Ernährung reduziert sich auf das Notwendigste. Unser Bewusstsein benötigt feinstofflichen Treibstoff. Wenn dieser nicht zur Verfügung steht, wird auch unser Bewusstsein trübe, und wir können nicht mehr wahrnehmen, was uns wirklich guttut. So schlingen wir einfach etwas in uns hinein, damit das Hungergefühl weg ist.

Ein Mangel an Lebensenergie kann sich auch auf unsere Beziehungen negativ auswirken. Damit Beziehungen gelingen, muss ein Ausgleich zwischen Geben und Nehmen stattfinden. Wenn ein Mensch erschöpft ist, fällt er in die Rolle des Nehmers. Wenn aber jemand nur noch nimmt und nichts mehr zurückgibt, ist die Beziehung zum Scheitern verurteilt.

Bei starken Erschöpfungszeichen, die sich bei einer Schilddrüsenunterfunktion zeigen, beziehe ich nebst den unteren Energiezentren auch immer die Nieren und Milz in die Behandlung mit ein. Die Nieren sind Träger der von unseren Eltern vererbten Energie. Ebenfalls beherbergen sie die feinstofflichen Informationen unserer Ahnenreihe. Sie enthalten sozusagen unseren feinstofflichen genetischen Code. Ist die Nierenenergie aufgebraucht, ist es sehr schwierig, diese wieder zu regenerieren.

Um die Behandlung zu unterstützen und die Lebensenergie wieder aufzubauen, ist es hilfreich, wenn der Klient die im Buch beschriebene Übung bezüglich Anerkennung der Eltern und Ahnen regelmäßig praktiziert. Die Heilbehandlung der Nieren stärkt die Wurzeln und nährt das Fundament für seine Lebenskraft. Um die Nierenenergie zu fördern, ist es wichtig, genügend Erholungsphasen im Berufsalltag einzuplanen und keinen exzessiven Sport zu betreiben. Sport hilft dabei, Stagnationen im Energiesystem abzubauen. Wird er aber übermäßig betrieben, so wird die Lebensenergie erschöpft. Dies gilt vor allem für Ausdauer-Sportarten. Wenn die Lebensenergie erschöpft ist, sollte man sich nicht mehr zu stark körperlich verausgaben. Spaziergänge, Yoga oder Qi Gong sind hilfreiche Alternativen, um wieder zu Kräften zu kommen.

Der Mann sollte darauf achten, sich in der Sexualität nicht zu stark zu verausgaben. Der männliche Samen ist eine hochwertige energetische Substanz. Häufiger Samenerguss schwächt die Nierenenergie des Mannes. Je älter ein Mann wird, desto achtsamer sollte er damit umgehen. Symptome für einen Mangel der Nierenenergie sind häufiger Harndrang, Müdigkeit, ängstliches Verhalten, Libido-Verlust beim Mann, ständiges Frösteln, Depressionsneigung, Gedächtnisverlust, frühes Ergrauen der Haare oder eine vorzeitige Verschlechterung des Gehörs.

Bei der Ernährung sollte Rohkost und kalte Ernährung auf ein Minimum reduziert werden. Gekochte oder gedämpfte Nahrungsmittel sollten den Hauptbestandteil der täglichen Nahrungsaufnahme ausmachen. Eine energetische Schwäche der Milz ist leichter zu korrigieren als eine energetische Schwäche der Nieren. Die Milz steuert den Verdauungstrakt und absorbiert die Vitalenergie aus der täglichen Nahrung. Sie ist abhängig von der Nahrungsqualität sowie von Art und Rhythmus der Nahrungsaufnahme. Gesunde Nahrungsmittel sind reich an Vitalenergie.

Welche Erklärungsmöglichkeit zum Verständnis dieses Begriffs gibt es? Vitalenergie könnte man als die in der Nahrung gespeicherte Sonnenenergie bezeichnen, welche von der Milz absorbiert und in das körpereigene Energiesystem eingespeist wird. Die Milz hat sozusagen eine Art Sonnenkollektoren-Funktion. Je hochwertiger und naturbelassener unsere Nahrung ist, desto mehr Energie kann die Milz aus der Nahrung gewinnen. Synthetische Nahrung oder Nahrungsmittel, die bezüglich Haltbarkeit stark verändert wurden, versorgen uns nur mit wenig Lebensenergie. Die Milz ist zusätzlich verantwortlich für die Umwandlung von Flüssigkeiten. Eine geschwächte Milz führt zu einer Ansammlung von Feuchtigkeit im Körper. Auch Übergewicht wird als Ansammlung von Feuchtigkeit bezeichnet. Süßigkeiten mit raffiniertem Zucker und Nahrungsmittel, die viel Weizen enthalten, sind Nahrungsmittel, die Feuchtigkeit im Körper bilden und die Milzfunktion schwächen. Die Milz versorgt auch das Gehirn mit Lebensenergie. Wenn die Milz in ihrer Funktion geschwächt wird, hat dies einen negativen Einfluss auf die Konzentrations- und Lernfähigkeit eines Menschen. Darum ist es wichtig, darauf zu achten, dass Kinder und Jugendliche nicht zu viel zuckerhaltige Nahrungsmittel und Weizenprodukte konsumieren. In der chinesischen Medizin sind Nahrungsmittel-Intoleranzen sowie Gluten- und Lactoseintoleranz Zeichen einer energetisch geschwächten Milzfunktion.

In der Praxis sehe ich viele Frauen, die unter wiederkehrendem Eisenmangel leiden. Trotz regelmäßiger Eiseninfusionen fallen die Eisenwerte im Blut immer wieder nach unten. In der Schulmedizin gibt es meistens keine Erklärung für dieses Phänomen. In der chinesischen Medizin ist der Auslöser für einen wiederkehrenden Eisenmangel eine Milz-Qi-Schwäche. Die Milz ist nicht mehr stark genug, um die wichtigsten Stoffe aus der Nahrung zu absorbieren. Dies kann zu Mangelerscheinungen führen.

Um die Milz zu stärken, ist eine Nahrungsumstellung unerlässlich. Wenn die Nahrung gedämpft oder vorgekocht wird, entspricht dies einem Vorverdauungsprozess. Die Milz wird dadurch entlastet, weil sie weniger arbeiten muss. Durch diese Entlastung kann sie sich besser erholen. Bei einer geschwächten Milzfunktion sollte häufiger Konsum von Rohkost vermieden werden. Zu viel Rohkost überfordert eine geschwächte Milz. Im Grundsatz gilt eine alte Regel bezüglich der Nahrungsaufnahme: Am Morgen wie ein Kaiser, am Mittag wie ein König und am Abend wie ein Bettler.

In der Nacht entgiftet der Körper und scheidet am Morgen durch Urin und Stuhlgang diese Giftstoffe aus. Wenn wir am Abend zu spät und zu viel essen, ist der Körper während der Schlafenszeit in den Verdauungsprozess eingebunden. Schlaf dient der Erholung und ist die Zeit, in der Giftstoffe aus dem Körper ausgeschieden werden. Verdauung sollte dann stattfinden, wenn der Körper arbeitet und Energie benötigt. Wenn am Abend zu viel Nahrung aufgenommen wird, behindert dies die Entgiftung des Körpers, und Giftstoffe können nicht mehr abgebaut oder ausgeschieden werden. Als Folge lagern sich die Giftstoffe oder Abfallprodukte zum Teil in den verschiedenen Geweben ein und können zu entzündlichen Prozessen führen.

Unsere Verdauung hat einen Rhythmus. Am Morgen ist das Verdauungsklima noch feucht und kalt. Das Verdauungsfeuer ist noch nicht vollständig entfacht. Daher ist es besser, zum Frühstück warm zu essen. Wir bringen dadurch unsere Verdauung auf eine optimale Betriebstemperatur. Kleine „Sünden“ sollte man zum Mittagessen einbauen. Der Körper schüttet am Mittag am meisten Gallenflüssigkeit aus. Diese hat eine scharfe und heiße Qualität und hilft, nebst dem normalen Verdauungsprozess auch unsere kleinen Esssünden zu verarbeiten. Wenn die Mittagsmahlzeit regelmäßig ausgelassen wird, kann die Gallenflüssigkeit nicht gut abgebaut werden und beginnt, die Schleimhaut im Magen anzugreifen. Eine Gastritis oder ein Magengeschwür kann daraus entstehen.

Ein chronisch geschwächtes Hals-Zentrum beeinträchtigt den gesamten Hals- und Schultergürtelbereich. Bei schwierig behandelbaren Nackenschmerzen muss immer die Leber- und Milz mitbehandelt werden, damit die Energie aus den unteren Zentren das Hals-Zentrum unterstützen kann. Das Gleiche gilt bei wiederkehrenden Halsschmerzen und Erkältungsanfälligkeit. In diesem Fall behandle ich auch die Nieren und das Hara. Häufige Infektionen können ein Zeichen für eine konstitutionelle Schwäche sein. Störungen im Einflussbereich des fünften Zentrums müssen aber nicht zwingend einen Zusammenhang mit einem geschwächten Hara haben. Eine permanente Überbelastung des fünften Zentrums kann bei Menschen auftreten, die viel sprechen oder singen müssen.

Ein Behandlungsbeispiel

Ich behandelte eine Klientin mit wiederkehrenden Halsschmerzen aufgrund von Erkältungen. Sie war Lehrerin und unterrichtete an einer Mittelstufenschule. Das häufige Sprechen erschöpfte das Hals-Zentrum und führte zu einer Erkältungsanfälligkeit. Jeden Winter verlor sie mehrere Male ihre Stimme und musste sich für einige Tage krankmelden. In der Heilbehandlung fokussierte ich mich direkt auf die Stärkung ihres Hals-Zentrums. Nach einigen Behandlungen reduzierte sich ihre Erkältungsanfälligkeit im Halsbereich, und sie konnte auch während der kalten Jahreszeit wieder normal unterrichten. Zur weiteren Stabilisierung ihres Gesundheitszustandes verschrieb ich ihr noch eine Kräutermischung aus der TCM.

Übung: Harmonisierung der Zentren

Um das Hals-Zentrum mit einer Meditations- oder Visualisationsübung zu harmonisieren, arbeite ich immer von unten nach oben und beziehe die unterhalb liegenden Zentren in die Übung mit ein.

Setze dich entspannt auf einen Stuhl und schließe die Augen

Beginne deinen Einstieg in diese Übung auf dieselbe Art und Weise wie bei den vorangegangenen Übungen.

Visualisiere dir die Erde in ihrem Urzustand.

Du siehst die vulkanische Aktivität, Flüsse aus Magma und alles ist noch ungeformt und in Bewegung.

Du verbindest dich mit dieser Kraft und richtest deine Aufmerksamkeit auf dein Basis-Zentrum. Dein Basis-Zentrum widerspiegelt diese urtümliche Energie der Erde, und du spürst die Wärme in deinem Basis-Zentrum.

Spüre, wie die Wärme sich in deinem unteren Becken ausbreitet sowie das gesamte Becken und den Hüftbereich energetisch nährt und wärmt.

Du visualisierst wieder die Erde und stellst dir vor, wie sich Kontinente bilden und das Leben langsam entsteht. Du siehst die üppige Pflanzenwelt und die Tiere, die sich ihren Lebensraum erobern.

Alles Leben ist miteinander verbunden. Spüre dieses verbindende Feld. Es handelt sich um das geistige Feld der Instinkte.

Du verbindest dich mit diesem geistigen Feld und transformierst diese Kraft in dein Hara-Zentrum.

Du zentrierst deinen Atem im Unterbauch und in deinem Hara und spürst die Hara-Kraft in dir.

Du kehrst zurück zum Bild der Erde und stellst dir vor, wie der Mensch die Erde langsam besiedelt. Jeder Mensch ist ein Individuum und tritt aus der kollektiven Bewusstseinsebene der Tier- und Pflanzenwelt heraus.

Du verbindest dich mit diesem neuen Bewusstsein, welches den Prozess der Individualisierung auslöst, und du lenkst deine Aufmerksamkeit auf dein Sonnengeflecht.

Durch den Solarplexus wirst du zu einem einzigartigen Individuum und dir deiner Stärken und deiner Schwächen bewusst. Du betrachtest dich in deiner Vielfalt und Einzigartigkeit und nimmst dich so an, wie du bist.

Du kehrst zurück zum Bild der Erde und siehst, wie sich die Menschen untereinander begegnen und sich dem DU zuwenden.

Du siehst eine liebende Mutter mit ihrem Kind oder ein sich umarmendes Paar.

Du betrachtest die Erde mit all ihren Geschöpfen. Sie leben im Einklang mit den geistigen Gesetzen.

Ein neues geistiges Feld ist entstanden. Das Feld der Liebe und Harmonie. Das Feld des Herzens.

Mit diesem Feld verbindest du dich und spürst, wie dein geistiges Herz zu leuchten beginnt und du dich in deinem Herzen ausdehnst und öffnest.

Du wirst eins mit deiner Umwelt, verbunden in Liebe.

Mit diesem Gefühl der Verbundenheit betrachtest du wieder dein Bild der Erde und wirst dir der Vielfalt der Pflanzen- und Tierwelt bewusst. Du siehst ihre verschiedenen Farben und Formen.

Die Schöpfung drückt ihre Kreativität durch diese unermessliche Vielfalt aus.

Du verbindest dich mit diesem Wunder der Natur und dem geistigen Feld, welches für den kreativen Ausdruck oder die Manifestation der Schöpfung verantwortlich ist.

Auch du bist ein Ausdruck für die Kreativität der Schöpfung, und diese Kraft fließt in deinem Kehl-Zentrum.

Lenke dein Bewusstsein in dein Kehl-Zentrum und visualisiere dort ein leuchtend sanftes Blau. Genieße während einiger Atemzüge das Licht dieser Farbe.

Danach lenkst du deine Aufmerksamkeit wieder in dein Becken und spürst deinen gesammelten Atem in deinem Becken.

Du spürst dein Körpergewicht und verbindest dich über deine Füße mit der Erde, bevor du die Augen öffnest und zurück in dein Alltagsbewusstsein kommst.

Übung: Kreativ sein

Du schließt deine Augen und betrachtest deine Atmung. Du beginnst deine Übung mit demselben Einstieg wie bei den vorangegangenen Übungen.

Du lenkst deine Aufmerksamkeit auf dein Kehl-Zentrum und verbindest dich mit ihm.

Welche Empfindungen bekommst du, wenn du dich verbindest? Ein leichtes und helles Gefühl oder ein enges, schweres oder dumpfes Gefühl? Versuche, die Farbe deines Kehl-Zentrums wahrzunehmen; oder zeigt sich auch eine Emotion?

Du lässt dein Leben in Gedanken an dir vorüberziehen und fragst dich, in welchen Lebenssituationen du mehr Leichtigkeit und Kreativität benötigt hättest.

Wenn Bilder und Ereignisse auftauchen, die für dich schwierig waren oder noch sind, öffnest du dich mit deinem Herzen und lässt deine Liebe in dieses Bild oder diese Situation strömen.

Du bittest um schöpferische Kreativität und atmest ein kräftiges hellblaues Licht in dein Kehl-Zentrum ein.

Dann lässt du noch einmal die Lebensereignisse vor deinem geistigen Auge vorüberziehen, doch nun veränderst du diese Ereignisse mit deiner schöpferischen Kreativität. Du schaffst dir ein neues Bild und neue Möglichkeiten.

Jedes Ereignis ist ein Samen für die Zukunft. Wenn du den Samen aus deiner Vergangenheit in eine neue Form bringst, so änderst du ihre künftige Gestalt.

Du machst dir bewusst, dass auch du ein Teil der Schöpfung bist und das Göttliche durch dich wirkt und sich durch dich kreativ manifestiert.

Dankbar verneigst du dich innerlich und bleibst einen Moment in der Stille und Verbundenheit.

Zum Abschluss betrachtest du deinen Atem und zentrierst dich in deinem Becken. Du verbindest dich mit deinen Füßen mit der Erde, bevor du langsam die Augen öffnest und in den Alltag zurückkommst.

Das Stirn-Zentrum

Dieses Zentrum wird auch als Drittes Auge bezeichnet und befindet sich über den Augen, zwischen den Augenbrauen. Die vorherrschende Farbe in diesem Energiezentrum ist ein leuchtendes Indigoblau. Dieses Zentrum ist für unsere Intuition, Hellsichtigkeit und Visualisation verantwortlich. Die kreativen Impulse und die Inspiration, welche aus dem fünften Zentrum kommen, können im sechsten Zentrum umgesetzt werden.

Mithilfe der dynamischen Energie aus dem ersten und zweiten Zentrum können die Visionen aus dem sechsten Zentrum verwirklicht werden. Wenn die Lebenskraft aus den unteren Zentren fehlt, haben wir zu wenig Energie zur Verfügung, um unsere Ideen und Vorstellungen in die Tat umzusetzen. Die Energie aus dem dritten Zentrum verleiht unseren Lebensprojekten die persönliche Note. Das dritte Zentrum ist der Sitz unserer Individualität, und über dieses Energiezentrum unterscheiden wir uns in unserer Ausdrucksweise von anderen Menschen. Damit unser Leben, unsere Visionen und unsere Taten im Einklang mit den geistigen Gesetzen sind, tritt die Kraft des Herzens in Erscheinung.

Das geistige Herz hilft uns, in einer universellen Ordnung zu leben. So ist der Mensch ein Abbild der Schöpfung. In ihm spiegelt sich eine größere Ordnung. Die feinstofflichen Zentren wirken im Dienst eines größeren Plans zusammen und ergänzen sich untereinander. Leider wird diese Ordnung in unserer Zeit immer häufiger missachtet. Die unteren drei Zentren und das sechste Zentrum dominieren bei vielen Menschen. Besonders das Sonnengeflecht, das Zentrum der Persönlichkeit, wird dabei überbetont, und das Herz-Zentrum verliert immer mehr an Gewicht. Was passiert aber, wenn ein Ordnungssystem missachtet wird? Es strebt zu einem Ausgleich, um die Ordnung wiederherzustellen. Im einzelnen Menschen findet dieser Ausgleich in Form von äußeren Ereignissen statt, die ihn zwingen, innezuhalten und zu reflektieren, oder der Ausgleich findet darin statt, dass man erkrankt. Krankheit ist in diesem Sinne das Streben nach einem Ausgleich, um eine geistige Ordnung wiederherzustellen.

Wir alle streben nach Selbstbestimmung. Dies ist aber nur möglich, wenn wir im Einklang mit unserem geistigen Plan leben. Selbstbestimmung wird heutzutage nicht mehr so verstanden. In der heutigen Zeit steht Selbstbestimmung für das Ego. Wenn wir uns unabhängig fühlen und unser Ego befriedigen können, glauben wir, dass wir selbstbestimmt leben. Dies ist jedoch ein Trugschluss. Wenn wir dies auf die physische Ebene beziehen, unseren Körper vernachlässigen und nur nach unseren Bedürfnissen leben, wenn wir genießen, ohne auf unsere Gesundheit zu achten, dann fühlen wir uns vielleicht kurzfristig selbstbestimmt. Längerfristig wird sich dieses Verhalten aber gegen uns wenden, da wir so gegen die Lebensgrundsätze verstoßen. Unser Körper wird uns früher oder später Signale senden, die nach einer Änderung unseres Verhaltens rufen. Wenn wir diese Signale missachten und weiterhin auf dem Weg der vermeintlichen Selbstbestimmung bleiben, verlieren wir unsere Unabhängigkeit und Selbstbestimmung, weil der Körper erkrankt. Das tägliche Leben in einem kranken Körper ist nicht mehr selbstbestimmt, es wird durch Arztbesuche, Medikamenteneinnahme, Unwohlsein und körperliche Defizite eingeschränkt.

Unsere Energiezentren stehen in Beziehung untereinander. Obwohl sie verschiedene Funktionen und Aufgaben haben, sind sie Teil eines Gesamtsystems. Sie ergänzen und fördern sich gegenseitig und stehen im Dienste einer geistigen Kraft. Ohne die Lebensenergie, die durch uns wirkt, sind wir nicht lebensfähig. So ist der Mensch immer ein Teil der schöpferischen Energie, welche die Grundlage für das ganze Leben ist. Dies gilt für alle Wesen auf diesem Planeten. Wir alle stehen im Dienst dieser geistigen Lebenskraft. In diesem Sinne ist niemand auf diesem Planeten selbstbestimmt. Wir sind Spielfiguren auf einem Schachbrett und werden bewegt durch einen größeren Spieler.

Auch wenn die Könige des Spiels, die Politiker und die Reichen dieser Welt, das Gefühl haben, sie bestimmen das Spiel, so stehen doch auch sie im Dienste einer größeren geistigen Bewegung. Wenn diese Ordnung missachtet wird, was in der heutigen Zeit immer häufiger geschieht, wird ein Ausgleich stattfinden, um die Ordnung wiederherzustellen. Die Dynamik und Intensität des Ausgleichs ist abhängig von der Energie, die hinter den Abweichungen aus der geistigen Ordnung steht. Je stärker ein System aus dem Gleichgewicht gerät, desto größer sind die Kräfte, die freigesetzt werden, um das Gleichgewicht wiederherzustellen.

Man kann die Wirkung dieses Ausgleichs im Familienstellen erkennen. Jeder von uns ist in das geistige Feld seiner Familie eingebunden. Diese Bindung an das geistige Feld unserer Herkunftsfamilie wirkt über Generationen. Wenn es in diesem Feld zu einer Missachtung einer geistigen Ordnung kam, können diese Kräfte über viele Generationen hinweg das Leben einzelner Mitglieder der Familie beeinflussen. Oft sind es kleine Zeichen, die uns einen Wink geben, wenn wir uns nicht mehr in der Ordnung befinden. Wenn wir Scheuklappen tragen und nicht auf diese Zeichen achten, werden sie mit der Zeit einschneidender, bis zu dem Zeitpunkt, an dem es nicht mehr weitergeht und wir gezwungen werden, hinzuschauen.

Wie aber gelangen wir wieder in unsere Ordnung? Es ist der gleiche Prozess wie bei einer Krankheit. Wegschauen, ausgrenzen oder verurteilen führt zu keiner umfassenden Genesung. Die Schwächen anzunehmen, hinzuschauen und ihnen einen Platz zu geben im Leben, ist der erste Schritt zur Genesung.

Das sechste Zentrum steuert die Hypophyse. Diese ist eine erbsengroße Drüse, welche Synthese- und Abgabeort für zahlreiche Hormone ist. Sie spielt eine wichtige übergeordnete Rolle bei der Regulation des endokrinen Systems im Körper. Unser emotionaler Zustand ist, nebst anderen Faktoren, abhängig von unseren Hormonen.

Das Dritte Auge wird auch als Tor zur Seele bezeichnet. Der Ausgleich des Stirn-Zentrums ist bei sämtlichen Störungen im Kopfbereich ebenfalls Bestandteil der Heilbehandlung. Der Kopf ist einer der sensibelsten Bereiche des Körpers und reagiert bei energetischen Störungen oftmals als erster. Zu den häufigsten Kopf-Beschwerden in meinem Praxisalltag zählen Kopfschmerzen, hoher Augendruck, Schwindel, Neuralgien der Gesichtsnerven und zunehmend Hirntumore. Die meisten dieser Symptome haben einen Zusammenhang mit energetischen Organstörungen des Körpers.

Kopfschmerzen im Stirnbereich können zum Beispiel eine Verbindung zu einer Störung des Magen-Darmtraktes haben. Schmerzen im Schläfenbereich, welche häufig bei Migräneanfällen auftreten, werden dem Leber-Gallenbereich zugeordnet und Hinterkopf-Schmerzen dem Blasen- und Nierenbereich. Grundsätzlich muss immer die Muskulatur des Nacken- und Schultergürtelbereichs in die Behandlung integriert werden. An diesem Punkt möchte ich nochmals daran erinnern, dass feinstoffliche Störungen nicht mit der Erkrankung eines Organs gleichzusetzen sind! Jeder Mensch hat feinstoffliche Disharmonien, ist aber aus medizinischer Sicht nicht krank.

Bei Kopfschmerzen behandle ich nebst dem Stirn-Zentrum und dem Kopfbereich immer auch die feinstofflichen Störungen in der Körpermitte. Das Gleiche gilt für chronischen Schwindel, welcher oftmals bei älteren Menschen auftritt. Die Ursache dafür liegt meistens in einer Schwäche des gesamten Energiesystems. Es ist nicht mehr genügend Energie vorhanden, um den Kopfbereich energetisch optimal zu versorgen. In diesem Fall ist es wichtig, die Nieren, die Milz und die Lunge energetisch zu stärken. Zusätzlich müssen die Klienten auf eine energiereiche Nahrung achten. Schwindel kann aber auch durch zu viel Energie im Kopf entstehen. Man erinnere sich an das Beispiel mit dem Kochtopf und dem aufsteigenden Dampf. Im Kopf hat sich dann zu viel Energie angestaut, welche Schwindel verursacht. In diesem Fall sollte man zuerst den Leber- und Verdauungsbereich beruhigen und harmonisieren. Störungen in diesem Bereich können zu einer Ansammlung von Energie führen und eine energetische Überhitzung auslösen.

Ein Behandlungsbeispiel

Hier das Beispiel einer Klientin mit einer eher seltenen Form von Kopfschmerzen. Sie litt seit einigen Jahren unter Cluster-Kopfschmerzen. Es handelt sich dabei um heftige einseitige Kopfschmerzen, die oft mehrmals täglich in Attacken auftreten. Sie werden von tränenden und geröteten Augen begleitet. Die Kopfschmerzen können in Schüben von mehreren Wochen auftreten und dann wieder für Monate verschwinden. Die Ursachen sind noch nicht völlig bekannt. Es wird vermutet, dass es sich um eine Störung der Schmerzverarbeitung im Bereich des Hirns handelt. Nebst der Entspannung der Nackenmuskulatur konzentrierte ich mich beim Heilen und Handauflegen auf den feinstofflichen Ausgleich des Dritten Auges und der gesamten Energie im Kopfbereich. Nach einigen Wochen begann die Heilbehandlung Wirkung zu zeigen und die Kopfschmerzattacken verschwanden vollständig. Ich habe die Klientin nach einigen Jahren wegen eines akuten Rückenleidens nochmals behandelt. Sie bestätigte mir, dass die Cluster-Kopfschmerzen in all den Jahren nie wieder aufgetreten sind.

Die Behandlung von Klienten mit chronischen Kopfschmerzen oder Migräne erfordert oft Geduld. Bei Frauen liegen die Ursachen von chronischen Kopfschmerzen vielfach in einer energetischen Störung des Hormonsystems. Aus diesem Grund ist es wichtig, das Basis-Zentrum und das Hara in die Heilbehandlung miteinzubeziehen. Die Harmonisierung dieser Zentren hat meist einen positiven Einfluss auf das weibliche Hormonsystem und unterstützt eine wirksame Heilung von chronischen Kopfschmerzen.

Ein weiteres Behandlungsbeispiel

Erstaunlicherweise habe ich oft Klienten in meiner Praxis, die unter einem zu hohen Augendruck leiden. Das Geistige Heilen scheint hier eine wunderbare Heilmethode zu sein, um hilfreich zu unterstützen. Eine Klientin leidet unter einem genetisch bedingten hohen Augendruck in beiden Augen. Sie kommt seit einiger Zeit regelmäßig zu einer Heilbehandlung in die Praxis, und der Augendruck beginnt sich langsam zu regulieren. Das Handauflegen auf ihre Augen bewirkt kleine Wunder.

Augen haben einen starken energetischen Bezug zur feinstofflichen Leberfunktion. Ebenso liegen die Augen im energetischen Einflussbereich des Stirn-Zentrums. So behandle ich jedes Mal die Leber, das Stirn-Zentrum und die Augen. Die Klientin ist sehr sensibel, und ihr Sonnengeflecht vibriert vor Nervosität. Nach dem Heilen ist sie immer sehr dankbar, dass sie sich danach wieder entspannt und innerlich ausgeglichen fühlt.

Ich treffe oft auch auf komplexe und schwierige Fälle. Dazu zähle ich die Behandlung von akuten und chronischen Schleudertraumata. Medizinisch sind diese Klienten schwierig zu behandeln. Klienten mit chronischen Beschwerden sind oft austherapiert und arbeitsunfähig. Im Akutzustand, zum Beispiel nach einem Auffahrunfall, warten die behandelnden Ärzte oft einige Wochen, bis sie den Klienten in eine Therapie schicken. In den ersten Wochen nach einem Unfall sind die Klienten extrem druckempfindlich. Aus diesem Grund kann man in der Akutphase fast nicht therapieren. In dieser Phase ist es ideal, wenn die Klienten in eine Heilbehandlung kommen.

Heilen ohne Berührung

Beim Geistigen Heilen muss der Klient nicht direkt physisch berührt werden. Der Heiler kann auch das Magnetfeld des Körpers behandeln, um eine Wirkung zu erzielen. Dabei arbeitet er mit seinen Händen in einem leichten Abstand von fünf bis zehn Zentimetern zur Körperoberfläche. Die Energie, welche ein Heiler überträgt, wirkt auch durch die Kleider oder durch einen Gips.

In einer Akutphase kann man sofort mit der Behandlung beginnen. Ohne körperliche Berührung kann ein Heiler den energetischen Schock auflösen und schmerzlindernd behandeln. Ich habe die Erfahrung gemacht, dass ein sofortiger Behandlungsbeginn den Selbstheilungsprozess des Klienten stark beschleunigt und er sich zumeist viel schneller von den Unfallfolgen erholt, als wenn man abwartet. Die Behandlung ohne direkte Berührung hat noch weitere Vorteile. Oftmals klagen Frauen über Brustschmerzen. Dies ist immer ein heikles Thema, da viele der Klientinnen sofort vom Schlimmsten ausgehen. Brustschmerzen können aber auch durch emotionale oder muskuläre Blockaden ausgelöst werden. Bei einem Mann kann man ohne Probleme mit den Händen direkt an der Brustmuskulatur arbeiten. Bei einer Frau ist dieser Bereich für den Heiler tabu. Er hat aber die Möglichkeit, Stauungen im Brustbereich ohne körperliche Berührung über die Behandlung des Magnetfeldes aufzulösen.

Auch bei der Behandlung eines Mannes kann es zu Beschwerden in intimen Körperbereichen kommen. Ich hatte einige Klienten mit Schmerzen in Hodenbereich. Auch bei diesen gesundheitlichen Störungen war es mir möglich, über die Behandlung des Ätherkörpers direkt auf den Leistenbereich einzuwirken und die Beschwerden zu beheben.

Ein Behandlungsbeispiel

Wenn der Klient schon über Jahre an den Folgen eines Schleudertraumas leidet, braucht es viel Geduld. Vor Jahren kam ein Klient zu mir in die Praxis. Er war Zahnarzt und Zahnchirurg und seit einigen Jahren nicht mehr arbeitsfähig. Aufgrund zweier Schleudertraumata musste er seine Praxis schließen und bezog eine Invalidenrente. Bei seinem zweiten Unfall wurde er, als er in einem Restaurant saß, von einem herunterfallenden Sonnenschutz am Kopf getroffen. Oft erlebe ich, dass Klienten diese Ereignisse fast magisch anziehen und nach einem ersten Unfall gleich noch einen zweiten erleiden. Bei dieser Art von Unfällen kommt es zu einer Stauchung der Wirbelgelenke und zu einer Überdehnung der Bänder in der Halswirbelsäule. Durch den Aufprall gibt es einen Schlag auf sensible Bereiche des Hirns. Dabei erleidet der Hirnstamm mit seinen vegetativen Zentren oft einen Schock, und es kommt zu gravierenden gesundheitlichen Störungen. Die Klienten leiden nebst chronischen Nackenschmerzen auch an Konzentrationsstörungen, Angstzuständen, Herzklopfen, Atemnot und Schlafstörungen. Obwohl diese Verletzungen für einen Menschen gravierende Folgen haben, sind sie diagnostisch oft nicht nachweisbar. In der Schweiz kam es leider zu einem folgeschweren Bundesgerichtsurteil, welches besagt, dass Versicherungen nur zu Leistungen verpflichtet sind, wenn eine Verletzung im MRI nachweisbar sei. Aus diesem Grund verarmen viele der Betroffenen und können sich kaum noch eine regelmäßige Therapie leisten. Meinem Klienten erging es ebenso. Er lebte von einer kleinen Rente und seinem Ersparten. Als er zur ersten Behandlung kam, war er sehr erschöpft, und sogar das Gehen fiel ihm schwer. Ich kombinierte die Akupunktur mit dem Geistigen Heilen und fokussierte mich in den ersten Sitzungen darauf, seinen Allgemeinzustand zu verbessern und seinen Energiehaushalt wieder aufzubauen. Nach einigen Sitzungen begann es ihm besser zu gehen, und ich verlegte den Behandlungsschwerpunkt auf das Trauma in seinem Nacken.

Die Energie bei chronischen Traumata ist blockiert und in einem Schockzustand. Als ich mich auf diese Energiequalität einstimmte, befiel mich ein Gefühl von Starre und Lähmung. Diese Empfindung erhalte ich bei vielen chronischen traumatischen Energieblockaden. Erst wenn es gelingt, die durch das Trauma erstarrte Energie wieder in Bewegung zu setzen, kann eine Besserung des Gesundheitszustandes erreicht werden. Bei meinem Klienten dauerte es ein paar Behandlungen, bis die festgefahrene Energie wieder in Bewegung kam. Innerhalb eines Jahres verbesserte sich sein Gesundheitszustand so weit, dass er mit einem leichten Krafttraining beginnen konnte. Von diesem Zeitpunkt an war er in der Lage, seine Genesung mithilfe von regelmäßigem Training tatkräftig zu unterstützen. Nach einem weiteren Halbjahr mit Heilbehandlungen und Kraftaufbau war er in der Lage, wieder zu arbeiten. Er begann erneut als Zahnarzt zu arbeiten und verzichtete auf seine Invalidenrente. Nach den langen Jahren des Verzichts und der Schmerzen kam er durch die wiedergewonnene Gesundheit in einen euphorischen Zustand. Er begann mit Bodybuilding und investierte sein Geld und seine Freizeit in Personaltraining, Nahrungsmittelergänzung und Hormonsupport. Bedauerlicherweise fiel es ihm schwer, den Wert der Heilbehandlungen zu schätzen. Eine Krankheit oder ein Unfall ist immer eine Mahnung des Schicksals. Wenn wir nicht achtsam sind und etwas daraus lernen, holt uns das Schicksal auf seine eigene Weise wieder ein.

Übung: Erwecke dein Drittes Auge

Um die Entwicklung des Stirn-Zentrums zu fördern, praktiziere ich oft eine einfache Meditation.

Setze dich entspannt auf einen Stuhl oder auf ein Sitzkissen am Boden.

Stelle eine brennende Kerze in einem Abstand von ungefähr einem Meter vor dich hin und platziere sie auf Augenhöhe.

Betrachte für einige Minuten mit geöffneten Augen die Kerzenflamme.

Wenn du danach die Augen schließt, erscheint in deinem Dritten Auge das Bild der Flamme.

Halte deine Konzentration auf diesem Bild, so lange du kannst.

Praktiziere diese Übung täglich. So schulst du deine Konzentration, lenkst die Energie in dein Drittes Auge und weckst es auf.

Elektrosensibilität

Seit einigen Jahren sehe ich in der Praxis eine Zunahme von Klienten mit neurologischen Erkrankungen und Hirntumoren. In den ersten zwanzig Jahren meiner therapeutischen Tätigkeit behandelte ich zwei Klienten mit Hirntumoren. Seit etwa zehn Jahren steigt diese Zahl zunehmend. Alle zwei bis drei Monate begegne ich Menschen mit diesem Krankheitsbild. Ich selbst bezeichne mich als Mensch mit einer erhöhten Elektrosensibilität und bin mir fast sicher, dass diese Zunahme an neurologischen Erkrankungen zum Teil mit der Zunahme von Elektrosmog zusammenhängt. Im Internet habe ich einige Artikel gefunden, die meine Beobachtungen bestätigen. Für mich persönlich ist Elektrosensibilität ein emotionales Thema. Aus diesem Grund möchte ich an dieser Stelle über meine persönlichen Erfahrungen im Umgang mit Elektrosmog schreiben.

In einem Artikel der Weltgesundheitsorganisation habe ich folgenden Text gefunden:

„Die Symptome der „selbstberichteten" Elektrosensibilität sind dermatologische (Hautrötungen, Kribbeln) und vegetative (Müdigkeit, Konzentrationsprobleme, Schwindel, Herzklopfen, Verdauungsprobleme). Elektrosensibilität ist unspezifisch, und ein plausibler Wirkungsmechanismus fehlt. Unter kontrollierten Bedingungen durchgeführte Doppelblindstudien zeigen, dass die geschilderten Symptome mit der Höhe der EMF-Belastung nicht im Zusammenhang stehen. Möglicherweise spiegeln die den elektromagnetischen Feldern zugeschriebenen Beschwerden eher ungünstige Arbeitsbedingungen (z.B. Computerarbeitsplatz, flackerndes Licht, Stress oder Innenraumluft, Infraschall usw.) wider."

Ich bin, mit Ausnahme von zeitlich begrenzten Stresssituationen, keinen der von der WHO aufgeführten möglichen Ursachen ausgesetzt. Diese Erläuterungen der WHO sind ein Hohn für alle Menschen mit einer erhöhten Elektrosensibilität. Ich bin kein Gegner der Schulmedizin. Seit fast vierzig Jahren arbeite ich Hand in Hand in einem guten gegenseitigen Einvernehmen mit Ärzten zusammen. Jedes System hat aber seine Grenzen. Dies gilt sowohl für die Schulmedizin als auch für die Alternativmedizin. In der Schulmedizin habe ich häufig festgestellt, dass Patienten mit Krankheitsbildern, welche medizinisch nicht eingeordnet werden können, in den Bereich der Psychosomatik eingestuft werden. Es wird ihnen häufig ein leichtes Psychopharmaka verabreicht. Aus medizinischer Sicht ist diese Vorgehensweise verständlich, da es noch keine „anerkannten" diagnostischen Geräte zur Messung von Störungen auf der feinstofflichen Ebene gibt. Feinstoffliche Störungen sind Vorstufen von Krankheiten. Sie werden von den Klienten manchmal in Form von diffusen Schmerzen oder einem eigenartigen Gefühl wahrgenommen. Medizinisch kann man diese Wahrnehmungen oft nicht einordnen und nachweisen. Diese Menschen sind meistens sehr verunsichert. Sie haben Schmerzen und werden oft nicht ernst genommen. Wenn diese Klienten zu mir in die Praxis kommen und ich ihnen dank der feinstofflichen Wahrnehmung bestätigen kann, dass eine Störung vorhanden ist, sind sie meistens erleichtert. Sie beginnen, wieder ihrer Körperwahrnehmung zu vertrauen und fühlen sich nicht mehr als Simulant.

Die WHO argumentiert ähnlich und nimmt Menschen mit einer erhöhten Elektrosensibilität nicht ernst. Zu akzeptieren, dass Handy-Strahlung eine gesundheitsschädigende Wirkung auf die Menschen hat, würde wahrscheinlich einen gesamten Wirtschaftszweig ins Schwanken bringen – und es müsste ein Umdenken stattfinden. Aus diesem Grund ist es sicher einfacher, die Aussagen der Menschen mit erhöhter Elektrosensibilität nicht ernst zu nehmen und eine gesundheitsschädigende Wirkung der Handy-Strahlung auszuschließen. Meine persönlichen Erfahrungen in Bezug auf „Elektrosmog“ beziehen sich vor allem auf meinen Schlaf. Wenn versehentlich ein Handy im Schlafzimmer liegenbleibt, habe ich eine schlaflose Nacht. In den Ferien mietete ich zweimal einen Bungalow am Meer. Beide Male konnte ich das WLAN nicht ausschalten. Die Folgen sind immer ähnlich. Meine Nierenenergie wird geschwächt, und ich muss einige Male pro Nacht aufstehen, um zur Toilette zu gehen. Mein Schlaf wird unruhig, kurz und oberflächlich, und mein Körper fühlt sich fiebrig an. In meinem Hinterkopf beginnt es zu surren und zu vibrieren, und meine Träume werden unruhig und wirr. Es geht mir bei diesem Thema vor allem um eine Beschreibung meiner persönlichen Wahrnehmung in Bezug auf Elektrosmog. Eine vertiefte Auseinandersetzung mit der technischen Seite dieses Themas überlasse ich dem technisch interessierten Leser.

In der modernen Forschung wird bei der Bestimmung von Grenzwerten der elektrischen Strahlung nur der Einfluss der elektrischen Strahlung auf den physischen Körper beachtet. Dabei ist die Eindringtiefe in den menschlichen Körper ein wichtiger Parameter. Der Mensch besteht aber nicht nur aus seinem physischen Körper. Er ist ein universelles Wesen, und ein großer Anteil seiner inkarnierten Daseinsform befindet sich auf einer feinstofflichen und immateriellen Ebene. Gerade diese Tatsache wird bei diesem Thema vollständig außer Acht gelassen. Die menschliche Aura, welche aus elektromagnetischen Feldern mit unterschiedlicher Schwingungsfrequenz besteht, verbindet ihn auf einer subtilen Ebene mit seiner Umwelt. Diese elektromagnetischen Felder sind eine Art feinstofflicher Sinnesorgane. Sie reagieren auf elektromagnetische Felder von außen.

Nach meinem Empfinden beeinflusst die Handy-Strahlung vor allem den ätherischen Körper des Menschen. Wenn ich ein Handy zu lange in der Hand halte, spüre ich, wie mein ätherischer Körper geschwächt wird und mein Arm ermüdet. Wenn ich das Handy wieder auf die Seite lege, erholt sich mein ätherischer Körper zum Glück meist in kurzer Zeit wieder. Wenn ich das Handy aber konstant in meiner Hand halte oder auf dem Körper trage, gebe ich meinem ätherischen Körper keinerlei Möglichkeiten mehr, sich genügend zu regenerieren. Ein geschwächter ätherischer Körper kann die physische Struktur aber nur ungenügend mit Lebensenergie versorgen und verliert seine Widerstandskraft. Der Körper wird dadurch anfälliger für Krankheiten und Verletzungen.

Leider tragen vor allem jüngere Menschen ihr Handy immer auf dem Körper oder schlafen mit dem Handy neben dem Kopfkissen. Viele von ihnen meinen, keine Probleme damit zu haben. Die Handy-Strahlung nicht wahrzunehmen, bedeutet aber noch lange nicht, dass sie keinen Einfluss auf das feinstoffliche System und die Gesundheit der Jugendlichen hat. Dies gilt auch für Erwachsene. Besonders Menschen mit bereits bestehenden gesundheitlichen Beeinträchtigungen sollten darauf achten, ihr Handy nicht ständig auf dem Körper zu tragen.

Die von mir beschriebenen körperlichen Symptome bekomme ich auch bei eingeschaltetem WLAN in der Nacht. Aus diesem Grund haben wir unser WLAN so programmiert, dass es nachts ausgeschaltet ist. Vor einigen Monaten begannen meine Frau und ich regelmäßig schlecht zu schlafen. Unsere WLAN-Programmierung war in Ordnung. Wir fragten bei unseren Mitbewohnern im Haus nach, ob jemand etwas an seiner Installation geändert hatte. So erfuhren wir von einem Provisorium, welches direkt unter unserem Schlafzimmer eingerichtet wurde, um ein Kleingewerbe im Haus mit einem WLAN-Verstärker zu unterstützen. Sobald die LAN-Installation vorgenommen war und der WLAN-Verstärker abgeschaltet wurde, hatte der Spuk ein Ende. Unsere Schlafqualität verbesserte sich kurz danach deutlich.

Seit der flächendeckenden Einführung des Internets und der Handy-Netze habe ich eine konstante Vibration in meinem Hinterkopf. Dieses Brummen hört in einer elektrosmogfreien Umgebung nach einiger Zeit wieder auf. Um mich zu regenerieren, verbringe ich darum viel Freizeit im Wald. Die Bäume verhindern einen optimalen Empfang und geben mir einen Moment zur Regeneration. Ein geschwächtes ätherisches Feld hat neben dem negativen Einfluss auf den physischen Körper auch einen Einfluss auf unsere emotionale Widerstandsfähigkeit. Ein vitaler Mensch fühlt sich in der Regel auch emotional stabil. Ist die Grundvitalität reduziert, wird er emotional instabiler und dadurch auch besser beeinflussbar.

Ich frage mich oft, ob diejenigen Kräfte, die diese Technologie so vehement forcieren, wirklich so unwissend sind. Sie versichern uns, dass diese Technologie zum Wohle der Menschheit immer weiter verbessert wird. Was wäre, wenn die negativen Einflüsse auf den Mensch bekannt und beabsichtigt wären? Wir würden durch den Einfluss des Elektrosmogs gezielt physisch und emotional geschwächt. Es würde uns schwerer fallen, gesund zu bleiben, und wir würden Gefangene der Pharmaindustrie. Emotionale Instabilität kann unsere Entscheidungsfähigkeit und das klare Denkvermögen beeinträchtigen.

Das Scheitel-Zentrum

Das Scheitel- oder Kronen Chakra befindet sich direkt am Scheitelpunkt des Kopfes. Es verbindet uns mit dem Göttlichen und unserem wahren Selbst. Seine Farbe ist weiß, und in diesem Zentrum wird alles, was wir waren, was wir sind und was wir sein werden, gespeichert. Die zugehörige endokrine Drüse ist die Epiphyse oder Zirbeldrüse, sie liegt hinter dem dritten Hirnventrikel. In der Zirbeldrüse wird das Hormon Melatonin, überwiegend in der Nacht, gebildet und in das Blut freigesetzt. Neben verschiedenen zeitabhängigen Rhythmen des Körpers beeinflusst Melatonin den Schlaf-Wach-Rhythmus.

Das Scheitel-Zentrum verbindet uns mit dem Lebensrhythmus des Universums. Ohne Rhythmus existiert kein Leben. Dieser universelle Rhythmus widerspiegelt sich in unserem Herzschlag, dem Rhythmus des Energieflusses in den Meridianen, in unserem Schlaf-Rhythmus, in unserem Atem, im hormonellen Rhythmus der Frau, im Puls des Liquors oder im Wachstumszyklus von Geburt und Sterben.

Unsere Zeiten der Nahrungsaufnahme und ebenso unsere Verdauung obliegen einem Rhythmus. Es ist symbolisch für unsere Gesellschaft, dass immer mehr Menschen an Verdauungsstörungen, Schlafstörungen oder Atemwegsproblemen erkranken. Die Menschheit hat die Verbindung zur göttlichen Führung verloren und versucht, einen unabhängigen Rhythmus zu leben. Der universelle Lebensrhythmus oder der „Atem Gottes“ ist der Pulsgeber, welcher die Rhythmen des Lebens synchronisiert. Ohne diese Steuerung zerfällt das gesamte System des Lebens, und die Ordnung geht verloren.

In der Praxis arbeite ich nie am Kronen-Chakra. Dieses Energiezentrum ist abhängig vom geistigen Wachstum eines Menschen und sollte meiner Ansicht nach nicht von außen beeinflusst werden. In den Heilbehandlungen lege ich meine Hand nie direkt auf den Scheitelpunkt des Klienten. Die Klienten empfinden einen direkten Handkontakt auf dem Scheitel oft als unangenehm, und die Berührung löst in den meisten Fällen ein Druckgefühl aus. Beim Heilungsvorgang ist die Einstimmung auf das Scheitel-Chakra aber von zentraler Bedeutung für den Heiler. Es verbindet ihn mit dem göttlichen Licht, welches sämtliche Frequenzen der verschiedenen Heilenergien in sich trägt.

Dieser Vorgang der Einstimmung kann durch regelmäßiges Üben geschult werden. Dadurch verbindet sich ein Heiler immer stärker mit dem schöpferischen Bewusstsein. Die Übungen helfen ihm, sich des göttlichen Lichtes bewusst zu werden, welches in der Heilbehandlung durch ihn strömt.

Übung: Scheitel-Chakra

Vorab eine Orientierungshilfe für die Zirbeldrüse. Wenn du dir eine Linie vom Dritten Auge zum Hinterhauptbein vorstellst und am höchsten Punkt deines Schädels eine senkrechte Linie nach unten ziehst, kreuzen sich die beiden Linien im Bereich des Mittelhirns (ungefähr über dem Ohreingang). Dort sitzt die Zirbeldrüse direkt hinter dem dritten Hirnventrikel.

Setze dich entspannt auf einen Stuhl, und stimme dich über deinen Atem auf die Meditation ein.

Du stellst dir vor, wie ein helles Licht in dein Scheitel-Chakra einströmt und deinen Kopf erhellt.

Du visualisierst, wie das Licht den Bereich deiner Zirbeldrüse beleuchtet. Das einströmende Licht ist wie die Flamme eines Streichholzes, welches den Docht einer Kerze anzündet.

Du siehst, wie die Zirbeldrüse vom göttlichen Licht durchdrungen wird und langsam, wie eine brennende Kerze, zu leuchten beginnt.

Aus deiner erhellten Zirbeldrüse scheint ein sanftes, goldenes Licht, welches wie ein Lichtregen dein Drittes Auge, dein Kehl-Zentrum, dein Herz-Zentrum, dein Sonnengeflecht, dein Hara und das Basis-Zentrum von oben nach unten berieselt. Sämtliche deiner geistigen Zentren werden durch diesen goldenen Regen untereinander verbunden und genährt.

Du visualisierst, wie sich das einströmende Licht von deinem Kronen-Chakra in deinen Körper ausdehnt, jede Zelle deines Körpers erreicht und sämtliche Strukturen deines Körpers von diesem Licht durchflutet werden.

Stelle dir vor, wie sich die Grenze deines physischen Körpers langsam auflöst, das Licht durch deine Körperoberfläche scheint und den Raum um dich herum erhellt.

Das Licht beginnt sich auszudehnen und strömt zuerst in deinen Ätherleib und anschließend in sämtliche Ebenen deiner Aura.

Du dehnst dein Licht immer weiter aus, bis du den Raum um dich komplett erfüllst und erhellst.

Verbinde dich mit deinem Licht mit sämtlichen Lebewesen auf der Erde, und sende deine Liebe aus deinem Herz-Zentrum.

Du dankst der Erde für ihren selbstlosen Dienst und der Schöpfung für die lichtvolle Unterstützung in deiner Heilarbeit und in deinem Leben.

Zum Abschluss lenkst du deine Aufmerksamkeit wieder auf deinen Atem, verankerst dich im Becken und verbindest dich über deine Füße mit der Erde.

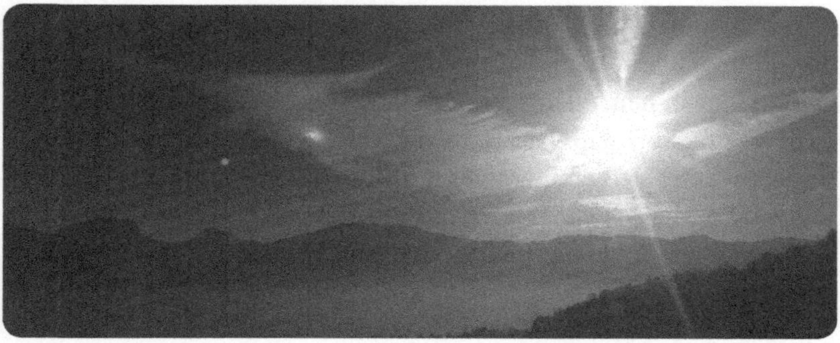

Der Mensch: Die Verkörperung einer geistigen Ordnung

Wo Licht im Menschen ist, scheint es aus ihm heraus.
Albert Schweitzer

Es gibt Heiler, die sich keine großen Gedanken darüber machen, wie und warum Heilung im Alltag funktioniert. Geistiges Heilen ist eine „bescheidene" Methode. Wir benötigen als Grundlage Vertrauen in Gott und die Fähigkeit, sich der göttlichen Kraft zu übergeben und Heilung zuzulassen. Wenn diese Basis vorhanden ist, kann Heilung stattfinden.

Persönlich hatte ich aber immer das Bedürfnis, mehr über die Hintergründe des Geistigen Heilens zu erfahren und die größeren Zusammenhänge zu erkennen. Ich habe mich in verschiedenen ganzheitlichen Heilmethoden aus- und weitergebildet, und es war mir wichtig, mir ein fundiertes medizinisches Wissen anzueignen. In meiner therapeutischen Arbeit hatte ich von Anfang an das Gefühl, dass alles, was sich in unserem Leben ereignet, eine Ursache hat. Für mich waren meine Lebenserfahrungen kein Produkt des Zufalls, sondern ich konnte oft ein Muster oder einen größeren Plan dahinter erkennen. Durch die Ausbildung als Atemtherapeut und die langjährige

Auseinandersetzung mit dem I Ging sowie durch die Seminare in der Hellinger Schule im geistigen Familienstellen wurde aus diesem Gefühl Gewissheit. Nichts in unserer physischen Welt unterliegt dem reinen Zufallsprinzip. Der Samen eines Ereignisses wird oft schon lange bevor es sich ereignet gesät. In unserer materialistischen Welt sehen viele Menschen nur noch mit den äußeren Augen und mit ihrem Verstand, und sie haben verlernt, mit ihrem Herzen zu denken und so die größeren Zusammenhänge zu erkennen.

Im Alter von fünfzig Jahren besuchte ich mit einer Reisegruppe zwei von insgesamt zwölf Palmblattbibliotheken in Indien. Die Palmblätter wurden vor 5000 Jahren von den Rishis in Sanskrit niedergeschrieben. Es heißt, dass die Weisen des alten Indiens, die Rishis, die Fähigkeit besaßen, in der Akasha-Chronik zu lesen. Sie erhielten Einsicht in die zukünftige Menschheitsgeschichte und in die Lebensläufe von mehreren Millionen Menschen, von ihrer Geburt bis zum Tod. Sie hielten dies auf den Palmblättern fest. Diese beschriebenen Palmblätter werden in den zwölf Bibliotheken aufbewahrt. Die Haltbarkeit eines Palmblattes beträgt 500-600 Jahre. Danach wird es brüchig, und der Text muss auf ein neues Palmblatt überschrieben werden. Eine Palmblattlesung erfolgt durch einen in die Kunst der Palmblattlesung eingeweihten „Priester“, den sogenannten *Nadi-Reader*.

Für jeden Menschen besteht die Möglichkeit, diese Bibliotheken zu besuchen, um Einsicht in sein persönliches Palmblatt zu nehmen. Falls dieses vorhanden ist, was nicht immer der Fall ist, gibt der Nadi-Reader in der Palmblattlesung dem Besucher einen Einblick in seinen Lebenslauf. Er schildert darin die wichtigsten Ereignisse aus seiner Vergangenheit und gibt ihm Auskunft über seine Lebensaufgabe, seine Talente sowie eine Zusammenfassung der zukünftigen Ereignisse bis zu seinem Tod. Er bekommt Einsicht in seinen privaten und beruflichen Weg und die Schwerpunkte in Bezug auf seine Gesundheit. Der Nadi-Reader liest aus dem persönlichen Palmblatt auch über die vergangenen Inkarnationen des Besuchers.

Unsere Gruppe besuchte zwei bekannte Bibliotheken in Indien. Die erste Bibliothek, die wir besuchten, lag in Madras. Nach unserer Ankunft wurden mir zuerst verschiedene Fragen über mein bisheriges Leben gestellt. In der persönlichen Sitzung las der Nadi-Reader dann aus meinem Palmblatt und gab in seiner Interpretation meine zuvor gegebenen Antworten eins zu eins weiter. Der einzige Unterschied zu meinen Antworten war, dass ich in der nahen Zukunft aufgrund meines angeblich schlechten Karmas einen schweren Unfall erleiden könnte. Um die Auswirkungen dieses Ereignisses zu mindern, könnte ich eine Spende über einen größeren Geldbetrag leisten. Dank dieser Spende würden die Priester für mich beten, um mein negatives Karma abzuschwächen. Ein Geschäftsmodell, welches in verschiedenen Religionen praktiziert wird und scheinbar auch in Indien funktioniert. Nach diesem doch sehr ernüchternden ersten Besuch hielten sich meine Erwartungen für die zweite Sitzung in der Bibliothek von Bangalore ziemlich in Grenzen.

Im Gegensatz zur ersten Sitzung war ich von dem Nadi-Reading in Bangalore positiv überrascht. Der Nadi-Reader hielt verschiedene Palmblätter mit den Lebensläufen von unterschiedlichen Menschen, die auf einer Schnur aufgereiht waren, in seinen Händen. In der Sitzung begann er, ohne vorgängig eine Frage gestellt zu haben, gleich mit seiner Lesung aus einem der Palmblätter. Um zu bestätigen, dass es sich dabei um mein persönliches Blatt handelte, zählte er mir verschiedene, sehr spezifische Ereignisse aus meiner Vergangenheit auf. Bis auf das Alter meiner Kinder waren seine Ausführungen völlig korrekt. Als ich ihn wegen des Alters der Kinder korrigierte, wechselte er auf ein anderes Palmblatt und begann die Lesung aus meiner Vergangenheit nochmals von vorne. Da es zwei Blätter mit fast identischen Ereignissen gab, gehe ich davon aus, dass im gleichen Zeitrahmen noch jemand mit fast der gleichen Lebensaufgabe inkarniert war oder ist.

Nachdem ich ihm beim zweiten Blatt die Richtigkeit seiner Ausführungen bestätigt hatte, begann er mit der Lesung. Zuerst über meine vergangenen Inkarnationen und anschließend über meine zukünftigen Lebensereignisse, meine Lebensaufgabe sowie meine zukünftigen gesundheitlichen Schwachpunkte. Nach meiner Rückkehr aus Indien blieb ich noch über Jahre mit einigen der Teilnehmer dieser Reise in Kontakt. Praktisch alle bestätigten mir, dass sich die Ereignisse aus ihren Lesungen in den Folgejahren manifestiert hatten. Rückblickend kann ich sagen, dass der Verlauf meines Lebens sich zum Teil anders entwickelt hat, als vorausgesagt wurde.

Ich denke, dass die wichtigen Leitplanken im Leben gesetzt sind. Wenn unsere Handlungen in die Richtung unserer Lebensaufgabe laufen, verfügen wir aber trotzdem über einen gewissen Handlungsspielraum, und wir können unsere Lebensgeschichte zum Teil selbst schreiben. Dass es vor 7000 Jahren möglich war, den Lebenslauf von einem Menschen, der in der heutigen Zeit inkarniert ist, niederzuschreiben, bedeutet für mich nichts anderes, als dass die Vorlage der Menschheitsgeschichte schon steht. Es existiert eine geistige Ordnung oder ein schöpferischer Plan. Innerhalb dieses Plans hat die Menschheit – oder jeder Einzelne von uns – einen gewissen Handlungsspielraum. Wenn wir diesen Spielraum aber zu stark erweitern oder ausnützen, werden uns in Form von einschränkenden Ereignissen Grenzen gesetzt. Je stärker wir von unserem Plan abweichen, desto einschneidender erfolgen die Korrekturen durch das Leben.

Auch die indische Architekturlehre Vaastu, welche die richtige Bauweise von Gebäuden und deren Platzierung lehrt, richtet sich nach den Naturgesetzen der fünf Elemente und beruht auf einem Ordnungsprinzip. Ein Haus, welches nach den Regeln der Vaastu-Lehre gebaut wurde, bietet seinen Bewohnern ein optimales energetisches Umfeld. Sie werden durch die positive Energie des Hauses unterstützt. Die optimale Wohnsituation unterstützt ihre Bewohner in ihrer Lebenskraft, und es fällt ihnen leichter, sich zu erholen. Bei Menschen mit gesundheitlichen Problemen und einer geschwächten Lebensenergie sollte die Wohnsituation in den Genesungsprozess miteinbezogen werden.

In der Region, in der ich zurzeit lebe, sehe ich, dass jede kleinste freie Ecke als Bauland ausgenützt wird. Es wird vermehrt neben Hauptstraßen, Autobahnen und Bahnschienen gebaut. Einfamilienhäuser werden abgerissen und auf den kleinen Grundstücken Mehrfamilienhäuser auf engstem Raum erstellt. In den Neunzigerjahren verlegte ich mein Therapie-Zentrum in Räumlichkeiten direkt bei einem Bahnhofsgebäude. Zuvor war ich im Außenbereich in einem älteren Dreifamilienhaus eingemietet. Die neuen Räumlichkeiten waren größer, aber in einem Gebäude, welches zwischen einer Schnellstraße und den Bahngleisen stand. Da ich die Zusammenarbeit mit einem dort ansässigen Fitnesscenter einging, wagte ich diesen Schritt.

Leider entsprach das neue Gebäude absolut nicht der Vaastu-Lehre; und ich unterschätzte den Einfluss der Gebäudesituation auf meine Heilarbeit völlig. Das Geistige Heilen fiel mir in der neuen Praxis extrem schwer. Wenn ich meine Augen schloss, um mich auf die Behandlung einzustimmen und mich an das Heilungsfeld anzuschließen, flimmerte es wie in einem alten Schwarz-Weiß-Fernseher vor meinem geistigen Auge. Die Einstimmung auf eine Behandlung sollte leicht und ohne persönlichen Energieverlust stattfinden. Wenn ein Behandler sich auf eine Behandlung einstimmt, so erhöht sich die Energie des Behandlers. Dieser Vorgang gibt ein leichtes und lebendiges Gefühl. In der neuen Praxis erfuhr ich aber das Gegenteil. Die Konzentration aufzubauen und diese während einer Behandlung aufrechtzuerhalten, erforderte von mir viel Kraft und Energie. Normalerweise wird auch der Behandler vom Heilungsfeld genährt und fühlt sich im Anschluss einer Behandlung sehr wach und lebendig. Bei mir war dies nicht mehr der Fall. Ich war nach der Behandlung jeweils erschöpft und fühlte mich ausgebrannt. Ich hatte drei Angestellte, die in einem Teilzeit-Arbeitsverhältnis als Physiotherapeuten bei mir arbeiteten. Da sie nicht den ganzen Tag im Therapie-Zentrum tätig waren und Physiotherapie keine feinstoffliche Arbeit ist, schien ihnen die niedrige Gebäudeenergie nichts auszumachen. Ich arbeitete aber von morgens früh bis abends spät in diesen Räumlichkeiten und war am Abend meist ausgebrannt und müde. Ein Zustand, den ich aus der vorangegangenen Praxis nicht kannte.

Nach einem Jahr meldete das Fitnesscenter, mit dem wir zusammenarbeiteten, Konkurs an. Neben verschiedenen Faktoren, die zu diesem Konkurs beitrugen, war sicherlich die energetisch ungünstige Konstellation des Gebäudes ein Mitfaktor. Zum Glück blieb mir das Schicksal wohlgesinnt. Die Räumlichkeiten meiner ehemaligen Praxis im älteren Dreifamilienhaus wurden wieder frei, und ich konnte meine Praxis an meinen alten Standort zurückverlegen. Diese Episode kostete mich viel Geld und Energie. So habe ich die Auswirkungen eines ungünstigen Vaastu am eigenen Leib erfahren.

In China wird die Lehre der richtigen Bauweise von Gebäuden und deren Platzierung Feng-Shui genannt. Auch sie beruht auf den Gesetzen der fünf Elemente und bezieht sich auf eine geistige Ordnung, die die Grundlage für alles Leben ist. Auch die alten Baumeister der westlichen Welt waren sich einer geistigen Ordnung beim Bau von Kirchen, Kathedralen und anderen wichtigen Gebäuden bewusst. Kirchen wurden auf geomantischen Kraftorten gebaut, und es ging eine starke spirituelle Strahlung von ihnen aus.

Auch die westliche Astrologie, welche ihre Ursprünge in Babylon und Ägypten hat, geht von der Annahme aus, dass jeder Mensch sich innerhalb eines vorgegebenen Planes bewegt. Die Astrologie ist die Lehre zwischen astronomischen Gestirnskonstellationen und irdischen Vorgängen. Die Gestirnskonstellationen repräsentieren eine geistige Ordnung, mit welcher wir verbunden sind. Mithilfe des exakten Zeitpunktes der Geburt und der Angabe des Geburtsorts eines Menschen kann in der Astrologie ein Geburtshoroskop für diesen erstellt werden. Anhand dieses Horoskopes ist es einem erfahrenen Astrologen möglich, die geistigen Kräfte, welche auf das Leben dieses Menschen Einfluss haben, zu erkennen. Die göttliche Ordnung offenbart sich in jeder Manifestation des Lebens. Wir können sie aber nicht über unseren Intellekt erkennen und verstehen. Sie offenbart sich uns, wenn wir beginnen, mit unserem geistigen Herzen zu sehen.

In meinem ersten Buch habe ich ein Kapitel über die Lehren des I Ging verfasst. Ich habe mich viele Jahre mit dem „Buch der Wandlungen“ auseinandergesetzt. Seine Anfänge reichen ins mythische Altertum zurück. Fast alles, was in der über 3000 Jahre alten chinesischen Geschichte an philosophischem Gedankengut entstanden ist, wurde zum Teil durch dieses Buch angeregt. Ich gehe in diesem Kapitel noch einmal kurz auf dieses wichtige Werk in der Geschichte der Menschheit ein. Es heißt, dass die Weisen des alten China die geistige Ordnung und die Kräfte, die hinter der sichtbaren Erscheinungswelt wirken, erschauten und niederschrieben. So entstanden acht Zeichen, welche diese Kräfte in Form von Bildern darstellen. Um ein Geschehen oder ein Ereignis in der sichtbaren Welt darzustellen, wurden die Kräfte verdoppelt, und es entstanden die 64 Zeichen oder Hexagramme des I Ging. Jedes Zeichen besteht aus sechs Linien. Innerhalb jedes Zeichens besteht die Möglichkeit der Veränderung und Wandlung. Dadurch ergeben sich 64 x 64 (4096) Möglichkeiten. Sie sind bildhafte Symbole für sämtliche Lebenssituationen in der sichtbaren Erscheinungswelt.

In Bezug auf die Heilungsarbeit ist die hierarchische Ordnung innerhalb eines Hexagramms spannend. Hexa steht für die Zahl sechs. Ein Hexagramm besteht aus sechs Yin- oder Yang-Strichen und setzt sich aus zwei Trigrammen zusammen, welche zwei archetypischen Grundkräften der Natur entsprechen.

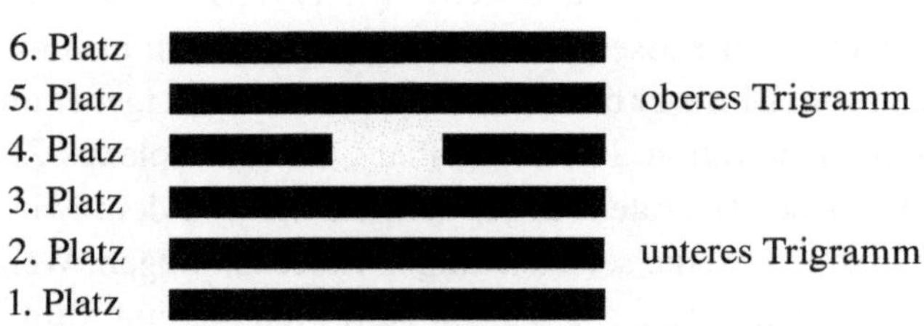

Ein Hexagramm symbolisiert auch das Erscheinungsbild eines Menschen. Die unteren Plätze eins und zwei repräsentieren den physischen Bereich, die mittleren Plätze drei und vier den seelischen und die oberen Plätze fünf und sechs den geistigen Bereich. Die einzelnen Plätze repräsentieren ebenfalls die feinstofflichen Energiezentren von unten nach oben. Der erste Platz entspricht dem Basis-Zentrum. Der zweite dem Hara, der dritte dem Sonnengeflecht, der vierte dem Herz-Zentrum, die Plätze fünf und sechs dem Stirn-Zentrum und dem Kronen-Chakra. Die sechs Striche sind auch unterschiedliche Ebenen des Verstehens oder des Bewusstseins des Menschen. So ist im I Ging oft der dritte Platz, der Platz des Egos, am gefährdetsten. Wenn wir eine Entscheidung vom dritten Platz heraus treffen, welcher gleichbedeutend mit unserem Ego ist, sind die Texte des I Ging in Bezug auf diesen Platz in den meisten Fällen sehr kritisch. So haben sich die Grundzüge des menschlichen Bewusstseins trotz der enormen technischen Errungenschaften in tausenden von Jahren kaum verändert.

Die sechs Plätze stehen in einer hierarchischen Ordnung zueinander. Der sechste und oberste Platz wird dem geistigen Menschen zugeordnet. Er steht praktisch schon außerhalb des Weltgeschehens. Ein Mensch, der sich seiner wahren geistigen Herkunft bewusst wird, ist nicht mehr abhängig von den „Trugschlüssen“ der materiellen Welt. Diesem Menschen ist es gelungen, sein Bewusstsein in das Scheitel-Zentrum zu verlagern.

Der fünfte Platz ist der Platz des Kaisers. Er hat den Überblick über das Ganze und entscheidet als Repräsentant des fünften und sechsten Chakras mithilfe seiner Kreativität und seiner Inspiration. Der vierte Platz ist der Platz des Ministers und steht für das Herz-Chakra. Der Minister unterstützt den Kaiser, und der Kaiser lässt sich in seinen Entscheidungen vom Minister beraten. Das Herz ist der Ratgeber und Begleiter unserer Inspiration. Der dritte Platz, das Solarplexus-Zentrum, ist der Platz des Beamten. Er ist dem Kaiser und dem Minister unterstellt und trifft keine selbstständigen Entscheidungen. Wenn der Beamte selbstständig Entscheidungen zu treffen beginnt, fällt er aus der geistigen Ordnung. So sollten wir immer versuchen, unsere persönlichen Entscheidungen im Einklang mit unserem Herzen und unserer Inspiration oder Intuition zu treffen.

Erster und zweiter Platz entsprechen dem Volk. Im Text des I Ging gibt es das Zeichen 7. Schï / Das Heer, bei dem der zweite Platz die Gesamtführung übernimmt. Es gibt Grenzsituationen im Leben, in denen wir uns auf unseren Instinkt verlassen müssen. Der zweite Platz entspricht unserem Hara. Es handelt sich um die Energie, die uns in Notsituationen befähigt, über unsere physischen und psychischen Grenzen hinauszuwachsen. Im Zeichen Sieben wird für den Kriegsfall das Heer mobilisiert, welches seinem Anführer, dem Heerführer, folgt. Der Heerführer ist der zweite Platz.

Im Text des I Ging heißt es dazu:

> „Ein Heer ist eine Masse, die, um ein Heer zu werden, der Organisation bedarf. Ohne feste Disziplin lässt sich nichts erreichen. Diese Disziplin lässt sich aber nicht durch Gewaltmittel erzwingen, sondern es braucht einen starken Mann (2.Platz), dem die Herzen sich zuwenden.
> Damit er sich entfalten kann, bedarf er des unbedingten Vertrauens des Herrschers (5.Platz), damit er sich entfalten kann.
> Ein Krieg ist aber immer etwas Gefährliches und bringt Schaden und Verheerung mit sich. Darum darf man ihn nicht leichtfertig unternehmen, sondern nur wie eine giftige Arznei als letzte Auskunft.
> Gerechtigkeit und Beharrlichkeit sind die Grundbedingungen, dass alles gut geht."

Wenn wir unsere Hara-Energie trainieren, was in vielen Kampfsportarten der Fall ist, sollte sie aber nicht dazu missbraucht werden, um gezielt und mit Absicht physische oder psychische Macht auszuüben. Die Ausbildung unserer Hara-Kraft muss im Einklang mit dem Herzen und der Inspiration stehen und darf nur in Notsituationen die Führung übernehmen. Die Motivation, einen Kampfsport zu praktizieren, um über andere Menschen Gewalt und Macht auszuüben, entspricht keiner geistigen Ordnung.

Die einzelnen Plätze stehen in einer Beziehung zueinander. Der erste Platz steht in einer Beziehung zum vierten Platz. Das Basis-Zentrum, das Zentrum unserer Antriebskraft und unserer Sexualität, steht in Beziehung zu unserem Herzen. Der zweite Platz steht in einer Beziehung zum fünften Platz. Das Hara stützt das Kehl- und das Stirn-Zentrum, und der dritte Platz steht in der Beziehung zum sechsten Platz. Das Zentrum des Egos, der Solarplexus, ist nicht autonom, sondern in einer Beziehung mit dem höheren Selbst des Menschen, welches durch den sechsten Platz repräsentiert wird.

Diese geistige Ordnung, welche im I Ging dargestellt wird, widerspiegelt sich auch in den Grundlagen der Chinesischen Kräuterheilkunde. Diese setzt sich aus Einzelkräutern und Kräutermischungen zusammen. In der Praxis werden in der Regel Mischungen verabreicht, welche durch Modifikation (Zumischung von Einzelkräutern) auf die Thematik eines Klienten abgestimmt werden.

Eine Kräutermischung besteht aus einer Hauptarznei für die Hauptdiagnose. Diese ist entscheidend für die Behandlungsrichtung. Sie wird die „Kaiserarznei" der Mischung genannt und entspricht dem fünften Platz im I Ging. Die wichtigste Ergänzungsarznei, welche den „Kaiser" unterstützt, ist die „Ministerarznei". Sie entspricht dem vierten Platz. Hilfsarzneien, welche die Behandlung verschiedener Symptome unterstützen, sind die „Helferarzneien" und entsprechen dem Beamten oder dritten Platz. Die Meldearznei, welche verantwortlich ist, dass die Arzneien in die richtige Körperregion gelangen, heißt Botenarznei und entspricht dem zweiten Platz. So repräsentieren all die beschriebenen Systeme eine geistige Ordnung, welche in jedem einzelnen Menschen wirkt. Unsere Energiezentren repräsentieren, ebenso wie die einzelnen Plätze im I Ging, verschiedene Bewusstseinsebenen. Sie fördern und ergänzen sich und wirken zusammen. Jedes Zentrum hat eine spezifische Funktion, und durch das gemeinsame harmonische Zusammenspiel der Zentren kann ein Mensch sich seiner Bestimmung bewusst werden. Dies ermöglicht es ihm, seinen Lebensweg mit der vollen Unterstützung der geistigen Kräfte zu gehen.

Ganz nach einem alten Sprichwort:

„Jedes Ding an seinem Ort,
erspart viel Müh und böse Wort.“

Der erfahrbare Atem als Weg zur Selbstheilung

Die Atmung eines Menschen ist ein Spiegel für seine physische und psychische Gesundheit. Krankheit führt bei vielen Menschen zu einem starken seelischen Druck, und dieser spiegelt sich in der Atmung. Viele meiner Klienten sind kurzatmig, und ihre Atmung ist oberflächlich. Die Atembewegung findet vor allem im oberen Brustraum statt, eine Bauch- oder Beckenatmung fehlt. Die Atempause zwischen Aus- und Einatmung hat dabei eine zentrale Bedeutung. Bei den Klienten fällt sie in den meisten Fällen zu kurz aus. Der Atemprozess ist neben dem Austausch von Sauerstoff und Kohlendioxyd auch ein geistiger Prozess. In vielen Kulturen wird der Atem mit dem Atem Gottes gleichgesetzt. Der Atem ist die Basis des Lebens, und ohne Atmung findet kein Leben statt. Über den Atem ist das Leben miteinander verbunden. Wenn ein Mensch im Vertrauen lebt, drückt sich dieses Vertrauen auch in seiner Atmung aus. Er muss den Atem nicht willentlich kontrollieren und darf ihn zulassen.

In der Traditionellen Chinesischen Medizin heißt es, dass der Mensch über die Atmung Chi aufnimmt. Das bedeutet, über die Atmung absorbiert der Mensch Lebensenergie (Chi) aus der Umwelt. So ist das Chi der Lunge zusammen mit der Lebensenergie aus der Nahrung eine wichtige Energiequelle. Eine Fehlatmung bedeutet, dass neben einem eingeschränkten Lungenvolumen mit reduzierter Sauerstoffkapazität auch die Aufnahme der Lebensenergie reduziert wird. Der nötige Energiespiegel, um ein physisches oder psychisches Gleichgewicht zu erhalten, wird so unterschritten – und das System kippt. Es fehlt die Energie, um zu gesunden.

Wir können den Prozess der Selbstheilung über verschiedene Wege unterstützen. Eine vitalisierende Ernährung, Veränderung von Lebensumständen und Verhaltensmustern, die uns schwächen; die Bewusstwerdung von Glaubenssätzen und deren Änderung, die Verbesserung des Bewegungsverhaltens, eine Verminderung von Elektrosmog und vieles mehr. Für mich persönlich ist der Weg über den Atem ein zentraler Punkt, um körperlich und geistig gesund zu bleiben oder gesund zu werden.

Damit wir über unseren Atem optimal energetisch versorgt werden, ist es wichtig, in eine natürliche Atembewegung zu kommen. Eine natürliche Atembewegung heißt, dass der Atem nicht kontrolliert wird. Im Yoga gibt es gezielte Atemübungen (Pranayama), um Körper und Geist zusammenzuführen. Es handelt sich dabei um kontrollierte Atemübungen. Aus meiner Sicht ist das Praktizieren dieser Übungen erst dann sinnvoll, wenn ein Mensch gelernt hat, seine Atmung loszulassen und den Atemprozess nicht mehr zu kontrollieren. Im Zustand des Loslassens und der inneren Sammlung erfahren wir einen Zustand der Verbundenheit. Wir erleben in uns, dass wir auch ohne innere Kontrolle von einem größeren Lebensatem getragen werden. In diesem Zustand werden wir eins mit dem Geist des Lebens und sind verbunden mit der Schöpfung. Den Atem bewusst zu erfahren, bedeutet, sich mit der Basis des Lebens auseinanderzusetzen. Wir verbinden uns wieder mit den heilenden Kräften des Universums. In diesem Zustand ist es möglich, mit der geistigen Sammlung aus dem Lebensatem die Atemkraft zu bündeln und die Energie zu steigern.

Die meisten Menschen kontrollieren ihren Atem mit ihrem Willen oder ihrem Ego. Unbewusste Glaubensmuster und Lebensängste äußern sich in der Atmung und verhindern den natürlichen Atemprozess.

Bewusste Lenkung einer unbewusst kontrollierten Atmung ist eine Sackgasse. Es findet kein wirklicher Reifeprozess statt, da ihm das Ego im Wege steht. Die Atemarbeit beginnt mit der Schulung der Körperwahrnehmung. Dies ist gleichzeitig ein Schritt zur Aktivierung der Selbstheilungskräfte.

Wie können wir in uns etwas verändern, wenn wir weder wahrnehmen noch erkennen, was uns gut tut? Eine geschulte Körperwahrnehmung gibt uns das Potenzial, den Einfluss unserer Umwelt, unsere Lebensführung und unsere Gedanken und Gefühle auf unser feinstoffliches System wahrzunehmen. Diese Wahrnehmung hilft uns dabei, die für unseren Genesungsprozess unterstützenden Entscheidungen zu treffen. Es gibt Menschen, die von Natur aus eine gute Körperwahrnehmung haben. Leider sind sie in der Minderheit. In der westlichen, materiell orientierten Welt ist der Fokus der Menschen nach außen gerichtet und nicht nach innen. Körperwahrnehmung wird nicht geschult, und so haben die meisten meiner Klienten keine Ahnung, was unter Körperwahrnehmung zu verstehen ist. Sie hat viel mit Eigenliebe zu tun. Wir können unseren Körper nicht gesund erhalten, wenn wir ihn nicht spüren. Ohne eine gute Verbindung zu unserem Körper wissen wir nicht, was ihm wirklich guttut. Es ist wie in einer Beziehung. Um sie aufzubauen, sollten wir uns auf unser Gegenüber einlassen. Nicht mit dem Verstand, sondern auf der Empfindungsebene. Das Gleiche gilt für unseren Körper. Über die Empfindungsebene sind wir in der Lage zu spüren, was unserem Körper guttut oder was ihm schadet. In den Siebzigerjahren habe ich mit Autogenem Training begonnen. Diese Methode ist ein guter Einstieg und vermittelt die Grundlagen für einen besseren Zugang zum Körper. Körperwahrnehmung ist erlernbar, und man kann mit einfachen Übungen im Liegen beginnen. Um die Wahrnehmung zu schulen, sollte man einzelne Körperregionen miteinander vergleichen, um die Unterschiede zu erspüren. Wenn es sich hell und leicht anfühlt und man klare Körperkonturen wahrnehmen kann, ist man spannungsfrei und die Energie fließt.

Übung: Schulung der Körperwahrnehmung Körperreise – Hold/Relax

Lege dich hin, und lenke mit geschlossenen Augen deine Aufmerksamkeit auf dein Gesicht.

Du vergleichst beide Gesichtshälften miteinander.

Zuerst lenkst du deine Aufmerksamkeit auf deine linke Gesichtshälfte und stellst dir folgende Fragen: Wie fühlt sich diese an? Angespannt, entspannt, hell, dunkel, leicht oder schwer?

Danach lenkst du deine Aufmerksamkeit auf die rechte Gesichtshälfte und stellst dir dieselben Fragen.

Nun vergleichst du die beiden Gesichtshälften miteinander.

Welche wirkt heller oder dunkler, kleiner oder größer, leichter oder schwerer? In welcher Gesichtshälfte nimmst du die klareren Konturen wahr, und in welcher hast du ein besseres Gefühl?

Du lenkst deinen Fokus in deinen Nacken.

Wie fühlt sich dieser Bereich an? Entspannt, angespannt, hell, dunkel, eng oder weit? Welche Emotionen zeigen sich, wenn du dich in diese Körperregion einfühlst?

Mit jeder Ausatmung versuchst du, die Nackenmuskulatur etwas zu entspannen.

Drücke mit der Einatmung den Hinterkopf leicht auf die Unterlage und löse die Spannung mit der Ausatmung. Wiederhole diesen Vorgang drei bis vier Mal.

Danach lenkst du deine Wahrnehmung in den Schulterbereich und vergleichst die rechte Schulter mit der linken.

Liegen beide entspannt oder ist eine höher als die andere?

Fühlt sich eine Schulter heller und leichter an?

Fällt es dir bei einer Schulter leichter, die Umrisse wahrzunehmen?

Wiederhole den gleichen Vorgang bei den Armen. Richte die Aufmerksamkeit auf die Arme und beginne mit dem Vergleich.

Du kehrst zurück zum linken Arm. Mit der Einatmung drückst du den Arm sanft in die Unterlage und mit der Ausatmung entspannst du ihn.

Wiederhole diesen Vorgang dreimal, und vergleiche dann deinen linken mit dem rechten Arm.

Mache die gleiche Übung mit deinem rechten Arm. Mit der Einatmung gibst du einen leichten Druck in die Unterlage. Mit der Ausatmung entspannst du ihn.

Wiederhole auch auf dieser Seite dreimal – und zum Schluss vergleichst du wieder beide Arme.

Richte deinen Fokus auf den Brustkorb und betrachte die Atembewegung. Lasse dann die Einatmung kommen, ohne nachzuhelfen.

Wie fühlt es sich an? Zeigt sich beim Einatmen ein leichtes und offenes Empfinden oder eher ein Gefühl der Schwere und Beklemmung in deinem Brustkorb?

Lenke deine Wahrnehmung in dein Sonnengeflecht und fühle dich in diese Region ein.

Fühlt es sich hell und leicht an oder eher dunkel, schwer und eng?

Betrachte deine Atmung und lenke deine Aufmerksamkeit auf den Beginn der Einatmung. Wo befindet sich der Ausgangspunkt deiner Einatmung?

Beginnt deine Einatmung im Becken/Unterbauch oder im Oberbauch?

Richte deine Wahrnehmung auf dein Becken. Versuche, innerlich die Schalenform deines Beckens zu sehen und den Raum zwischen Nabel und Kreuzbein.

Weiter lenkst du deine Wahrnehmung in deine linke Hüfte, deinen linken Oberschenkel, dein Knie und deinen linken Fuß.

Vergleiche das linke Bein mit deinem rechten auf die gleiche Art wie bei den Armen.

Mit der Einatmung drückst du dein linkes Bein auf die Unterlage. Mit der Ausatmung entspannst du dein Bein.

Nach dreimaliger Wiederholung vergleichst du die Beine und machst die gleiche Übung rechts.

Zum Abschluss lenkst du deine Aufmerksamkeit noch einmal auf deine Atembewegung und schaust, ob eine Veränderung stattgefunden hat. Wiederhole diese Übung regelmäßig, und deine Körperwahrnehmung wird sich stetig verbessern.

Mit einer guten Körperwahrnehmung ist es möglich, muskuläre Spannungen zu lokalisieren und zu lösen. Spannungen im Körper sind auch immer feinstoffliche Blockaden. In leichten und hellen Körperregionen ist die Energie im Fluss. Fühlt sich die Körperregion schwer, dunkel oder angespannt an, ist die Energie blockiert. Mit regelmäßigen Entspannungsübungen können diese Blockaden reduziert werden, sodass sie sich längerfristig nicht negativ auf die Gesundheit auswirken.

Unser Fokus lenkt unsere Lebensenergie und unsere Atmung. Wenn es uns gelingt, besser zu entspannen und uns unseren Beckenraum, unsere Beine, unsere Füße und den Boden, auf dem wir stehen, bewusst zu machen, dann wird sich die Atembewegung verändern.

Es gibt allgemeine Lebensgesetze:

1. *Unser Fokus lenkt unsere Energie.*

Dies bedeutet, wenn wir uns ein klares Ziel setzen, richtet sich unsere Energie auf dieses Ziel aus. Dies gilt auch in der Atmung.

2. *Das Gesetz der Resonanz.*

Wenn wir die Energie bündeln und auf ein Ziel ausrichten, ziehen wir Ereignisse und Menschen an, die uns darin unterstützen, unser Ziel zu erreichen. Denken wir negativ über uns oder andere Menschen oder halten wir an negativen Gefühlen fest, so ziehen wir Ereignisse und Menschen in unser Leben, welche für uns nicht förderlich sind. Dies gilt auch in Bezug auf unsere Gesundheit. Wenn der Fokus nur auf der Krankheit liegt, sind wir nicht mehr in Resonanz mit den heilenden Kräften in uns und schneiden uns ab vom universellen Heilungsfeld und unseren geistigen Helfern.

3. Das Gesetz der Schwerkraft

Auf der Erde ist das menschliche Bewusstsein und die Seele im physischen Körper eingeschlossen. Daher unterliegen wir dem Gesetz der Schwerkraft. Um die Schwerkraft zu überwinden, müssen wir uns anstrengen. Ein Flugzeug benötigt Kerosin und einen Antrieb, um vom Boden abzuheben. Ein Hochspringer trainiert täglich seine Sprungkraft und Technik, um die Schwerkraft zu überwinden. Das Gesetz der Schwerkraft wirkt sich auch auf unsere seelischen, geistigen sowie physischen Prozesse aus. Die Gesetze sind wertfrei und richten sich nicht nach moralischen Grundsätzen. Sie gelten sowohl außen wie auch innen. Das erste Gesetz kann man auch in der Atmung eines Menschen erkennen. Wenn der Fokus im Kopfbereich liegt, geht auch die Atmung nach oben. Atmung ist Lebensenergie, und sie richtet sich nach dem Fokus aus. Ein kopflastiger Mensch neigt dadurch eher zu einer Brustatmung und verliert die Erdung und den Anschluss zu seiner unteren Mitte. Wenn der Mensch im Hara zentriert ist, wird seine Atmung gehaltvoller. In der Umgangssprache spricht man vom „Atem schöpfen".

Was bedeutet dies? Die Bewegung der Einatmung geht nicht direkt nach oben, sondern zuerst in einer Schöpfbewegung in den unteren Rücken und dann in den Beckenraum. Der Mensch schöpft über seinen Atem seine Lebenskraft aus dem Becken und verbindet die unteren drei mit den höher liegenden Energiezentren. Wenn es gelingt, das Hara durch regelmäßiges Üben täglich im Bewusstsein zu halten und die Atmung nicht zu kontrollieren, dann verbindet man sich mit seinen Wurzeln.

Auch das Gesetz der Schwerkraft kann man in der Atmung erkennen. Eine gute Körperhaltung erfordert Bewusstsein und Arbeit gegen die Schwerkraft. Sie trägt dazu bei, dass der Brustkorb und der Bauchraum offen sind und das Atemvolumen in seinem vollen Umfang ausgeschöpft werden kann. Es ist weniger anstrengend, mit der Schwerkraft mitzugehen und sich fallen zu lassen, aber wir verlieren auch an Atemvolumen und dadurch an Lebenskraft.

Viele Menschen haben die Gewohnheit, mehrere Handlungen gleichzeitig auszuführen. Man liest Zeitung oder schaut auf das Handy, während man isst. Man unterhält sich mit seinen Freunden und schreibt gleichzeitig eine SMS oder telefoniert während eines Spazierganges. Unsere Gedanken leiten unsere Gefühle. Innere Ruhe und ein Gefühl der Harmonie entsteht durch einen klaren Fokus. Wenn wir uns ständig gleichzeitig mit verschiedenen Dingen beschäftigen, geht der Fokus verloren und unsere Gefühlswelt gerät durcheinander.

Unsere Gedanken und unsere Gefühle beeinflussen das vegetative Nervensystem, das Energiesystem und den physischen Körper. Je unruhiger wir unser Leben gestalten, indem wir ständig auf verschiedenen Kanälen präsent sind, desto unruhiger werden unser Nervensystem, unsere Emotionen und unser Energiesystem. Die regelmäßige Anwendung von Atem- und Körperwahrnehmungsübungen kann helfen, die mentale, emotionale und physische Ebene wieder zu trennen und innerlich ruhig und ausgeglichen zu werden. Wir verlieren weniger Lebensenergie und haben mehr Kraft für die Selbstheilung zur Verfügung. Die tägliche Zentrierung in unserer unteren Mitte, das Erarbeiten unserer Wurzeln und der Verbindung zur Erde, helfen uns, psychisch robuster zu werden. Diese Eigenschaft bewusst auszubilden und regelmäßig zu trainieren, kann in den heutig turbulenten Zeiten für jeden Menschen zu einer großen Stütze werden. Ein starkes Hara ist wie ein Schild für unser Sonnengeflecht. Wir reagieren nicht mehr so verletzlich und fühlen uns weniger gekränkt. Unsere Gedanken bleiben in einer Stresssituation klarer, und wir werden weniger von unseren Emotionen überflutet. Ein bewusstes und starkes Hara unterstützt uns in der Entscheidungsfindung.

Atemübungen schulen die Fähigkeit, Lebensenergie zu lenken. Menschen, die sich in die feinstoffliche Heilungsarbeit vertiefen möchten, sollten sich bewusst mit der Atmung auseinandersetzen.

Übung: Konzentration schulen, Energie lenken

(Durch Bewusstsein und Bewegung entsteht Atmung oder Lebensenergie.)

Lege dich entspannt auf den Rücken und schließe deine Augen.

Lenke deine Aufmerksamkeit nach innen in Richtung Hinterkopf und Halswirbelsäule.

Du gleitest mit deinem inneren Auge langsam entlang der Wirbelsäule in Richtung Becken.

Triffst du auf deiner Innenreise einen Bereich der Wirbelsäule, den du schlecht wahrnimmst, dann halte dort einen Moment inne.

Fühle dich in dieses Gebiet hinein. Öffne dein Herz und umarme es in deiner Vorstellung.

Wenn wir ein Gebiet nicht spüren und es sich vielleicht sogar unangenehm oder schmerzhaft anfühlt, dann haben wir dieses Gebiet ausgegrenzt. Über die Eigenliebe geben wir diesem Ort wieder einen Platz in unserem Bewusstsein, und die Selbstheilung wird aktiviert.

Im Becken angekommen, betrachtest du es aufmerksam und erkundest es in seiner vollen Dimension, seiner Breite und Tiefe.

Dein Becken entspricht der Erde. Es nährt und stützt dich und gibt dir Energie zum Leben.

Verlagere dein Bewusstsein in deine rechte Hüfte und versuche, mit deiner Hüfte zu verschmelzen, so dass du eins mit ihr wirst.

Aus dieser Perspektive heraus betrachtest du deinen Atem.

Konzentriere dich auf die Atempause nach der Ausatmung.

Versuche, den Augenblick wahrzunehmen, wo die neue Einatmung wieder beginnt.

Wiederhole diesen Vorgang einige Atemzüge, und mache dir diesen Moment bewusst.

Wenn dir der Moment der Atementstehung bewusst ist, bewegst du beim nächsten Atemzyklus – kurz vor dem Einatmen – dein Bein aus deiner Hüfte hinaus nach unten, in Richtung Füße. Es handelt sich um eine kleine Bewegung.

Das rechte Knie und deine rechte Ferse lassen sich sanft nach unten drücken.

Dein Schwerpunkt liegt in der Hüfte, und sie führt die Bewegung. Als Zentrum der Bewegung bist du in einer Yang-Haltung (Yang leitet und führt). Knie und Ferse sind empfangend und lassen sich bewegen. Sie sind in einer Yin-Haltung und richten sich auf das Yang der Hüfte aus. So bist du gleichzeitig in einer Yang- und Yin-Haltung: Gesammelt und empfangend.

Wiederhole diesen Vorgang dreimal. Kurz bevor die Einatmung einsetzt, schiebst du deine Hüfte minimal in Richtung Füße. Knie und Ferse lassen sich nach unten bewegen.

Dann betrachtest du die Veränderung in deinem Atem.

Nun verlagerst du dein Bewusstsein von der Hüfte langsam in deinen rechten Oberschenkel und in dein rechtes Knie.

Du wirst Mittelpunkt und Zentrum deines Knies.

Kurz bevor die Einatmung einsetzt, bewegst du als Mittelpunkt deines Knies dein Bein leicht nach unten. Dein Knie führt die Bewegung und ist in einer Yang-Haltung. Deine Hüfte dehnt sich leicht nach unten, und deine Ferse lässt sich schieben. Hüfte und Ferse lassen sich bewegen. Beide sind in einer Yin-Haltung und ausgerichtet auf den neuen Mittelpunkt im Knie.

Wiederhole diesen Vorgang dreimal und betrachte danach die Veränderung in deiner Atmung.

Dann verlagerst du dein Bewusstsein von deinem Knie in deinen Unterschenkel und versetzt dich in deine rechte Ferse.

Du wirst zum Mittelpunkt oder Yang deiner rechten Ferse.

Kurz bevor die Einatmung einsetzt, schiebst du als Ferse das Bein sanft nach unten und verlängerst es leicht.

Knie und Hüfte sind ausgerichtet auf die neue Mitte und lassen sich nach unten bewegen. Beide sind in einer Yin-Haltung. Sie sind ausgerichtet auf deine Mitte in der rechten Ferse und lassen sich führen. Wiederhole die Übung dreimal Mal und betrachte zum Schluss wieder die Veränderung in deiner Atmung.

Dann lenkst du deine Aufmerksamkeit wieder auf dein Becken und vergleichst die Wahrnehmung deines rechten Beins mit deinem linken.

Du verlagerst dein Bewusstsein in deine linke Hüfte und wiederholst die gesamte Übung auf deiner linken Seite.

Zum Schluss verlagerst du dein Bewusstsein in dein Becken und vergleichst deine Beine. Spüre die Veränderung deiner Atembewegung und ihre Tiefe.

Leitsatz: Bewusstsein und Bewegung ergeben Atem.

Öffne langsam deine Augen und stehe auf.

Nun schließt du die Augen wieder und nimmst deine Beine und deine Verbindung zur Erde wahr.

Es kann sein, dass du dich viel stabiler und schwerer fühlst. Die Schwere ist ein Ausdruck für deine Zentrierung und deine Erdung.

Am Ende öffnest du deine Augen und kommst wieder zurück in den Alltag.

In dieser Übung lernst du, gesammelt zu sein und gleichzeitig loszulassen. Dies ist die Grundhaltung im Geistigen Heilen. Sich aus einer gesammelten Haltung führen zu lassen. In dieser Haltung kann das Heilungsfeld durch dich wirken, ohne dass du etwas dazu beitragen musst.

So wie bei dieser Übung die Atmung oder die Lebenskraft in dir zu fließen beginnt, so beginnt die heilende Energie aus dieser gesammelten Haltung heraus durch dich zu wirken.

Geistiges Heilen: Eine Gabe, die in jedem Menschen schlummert?

Seit ich mit dem Geistigen Heilen begonnen habe, wurde mir immer wieder die gleiche Frage gestellt:

„Ist die Fähigkeit des Geistigen Heilens ein gottgegebenes Talent, welches nur wenigen Menschen zugänglich ist, oder schlummert sie in jedem von uns?"

Es gibt Menschen, die eine natürliche Begabung oder einen natürlichen Zugang zum Geistigen Heilen haben, ohne dass sie sich bewusst mit dem Heilen auseinandergesetzt haben. Sie legen einfach die Hände auf, und es hilft den Menschen oder den Tieren, und sie machen sich keine allzu großen Gedanken darüber, warum das Heilen funktioniert. Oftmals heißt es: „Es liegt in der Familie." Er oder sie hat die Gabe von seinem Vater oder Großvater geerbt. Ich bin mir nicht sicher, ob diese Gabe wirklich vererbbar ist. Die physische Konstitution wird teilweise vererbt, und somit kann ein Sohn über das ähnliche Potenzial an Heilmagnetismus wie sein Vater verfügen. Der Zugang zum universellen Heilungsfeld und die Verbindung zu geistigen Helfern ist eine Frage der persönlichen Entwicklung. Diese wird nicht vererbt, sondern höchstens von den Eltern vorgelebt. In einer Familie, in der das Geistige Heilen praktiziert wird, kommen die Kinder auch schon früh mit diesem Weg in Berührung. Das war auch bei meinen Kindern der Fall. Aus diesem Grund hatten sie schon früh einen natürlichen Umgang mit dem Geistigen Heilen, und ihr Bewusstsein war offen für diese Arbeit. Ich bin aber sicher, dass der

Weg des Geistigen Heilens jedem Menschen offensteht und sich nicht nur auf wenige auserwählte Menschen reduziert.

Die meisten Menschen kommen erst in reiferen Jahren mit dem Geistigen Heilen in Berührung und beginnen sich für diesen Weg zu interessieren. Häufig sind es Lebenskrisen, die dazu führen, dass sich ein Mensch auf die Sinnsuche des Lebens begibt und sich mit diesen Themen auseinandersetzt. Auch wenn ein Mensch erst später mit dem Geistigen Heilen in Berührung kommt, bedeutet das nicht, dass ihm die Jahre der Ausbildung fehlen und er in seinem Potenzial zum Geistigen Heilen limitiert ist. Der direkte Weg ist nicht immer der beste Weg. Wir alle haben unsere Aufgaben zu erfüllen: Eine Familie zu gründen, Kinder großzuziehen, ein Geschäft zu führen oder seine Arbeit gewissenhaft auszuführen. Dies schult unsere Persönlichkeit. Wenn wir unseren Alltag bewältigen, reift unsere Persönlichkeit. Diese Reife wird sich auch im Geistigen Heilen ausdrücken. Man darf dabei nicht vergessen, dass wir uns nicht nur in diesem Leben entwickelt haben. Viele Menschen sind schon einen langen Weg mit vielen Inkarnationen gegangen, bevor sie in dieses Leben gekommen sind. Wenn wir den gesamten Weg eines Menschen betrachten, spielt es keine große Rolle, ob jemand einige Jahre früher oder später zum Geistigen Heilen geführt wird. Voraussetzung zum Geistigen Heilen ist der Wunsch, sich mit den heilenden Kräften der Schöpfung zu verbinden und über die Hände Menschen, Tiere und Pflanzen in ihrem Genesungsprozess zu begleiten und zu unterstützen. Bei Letzteren beiden ist es in der Regel umgekehrt – sie unterstützen uns.

Unsere Welt ist kein Zufallsprodukt. Hinter allem Sichtbaren wirkt eine schöpferische Intelligenz. Es ist eine kreative, formgebende und harmonisierende Kraft, welche wir auch als das universelle Heilungsfeld bezeichnen können. Wenn wir an dieses Feld angeschlossen sind, verbinden wir uns mit den harmonischen Kräften des Universums. Dieses Feld unterstützt nicht nur die Menschen, sondern auch der Behandler wird in seiner körperlich und geistigen Gesundheit unterstützt.

Der Zugang zu diesem Heilungsfeld ist weder religionsgebunden noch steht er nur Eingeweihten zur Verfügung. Er ist für uns alle offen. Wir können die Verbindung zu diesem Feld aufbauen und vertiefen.

Wir stehen nicht allein da. Jeder von uns wird von seinen geistigen Helfern auf dem Lebensweg begleitet. Je mehr wir uns aus einer destruktiven Lebenshaltung lösen können, desto stärker erfahren wir die wohlwollende Unterstützung der Wesenheiten aus der geistigen Welt. Sind wir bereit, uns auf das Geistige Heilen einzulassen, stehen uns Helfer aus der geistigen Welt zur Verfügung, um uns bei der täglichen Heilungsarbeit zu unterstützen. Je durchlässiger wir werden, umso stärker können wir die Beziehung zu unseren geistigen Helfern wahrnehmen und auf ihre Hilfe vertrauen.

Wie bereits mehrfach erwähnt, ist unsere Grundvitalität abhängig von unserer genetischen Disposition, unserer Lebensführung, unserer Art des Denkens und Fühlens und unserer Umgebung. Durch gezieltes Training, Anpassung des Lebensstils, mentaler und emotionaler Disziplin kann sie gesteigert werden und uns in der Heilungsarbeit mit Heilmagnetismus unterstützen. Der Zugang zum Geistigen Heilen ist keine erlernbare Technik, welche man sich in einem Wochenende aneignen kann. Es geht mehr um einen inneren Reifeprozess, der sich still und ohne Hast vollzieht. Nicht das Wollen und Machen stehen dabei im Vordergrund, sondern das Zulassen, Vertrauen und Übergeben an eine göttliche Kraft und Liebe. Das ist die Grundvoraussetzung für das Geistige Heilen.

Geistiges Heilen und alternative Heilmethoden

Am Ende jeder meiner Ausbildungskurse im Geistigen Heilen führe ich nochmals eine kurze Fragerunde mit den Kursteilnehmern durch. Mir ist es wichtig zu erfahren, wie es jedem Einzelnen während der Ausbildung ergangen ist. Dieser Austausch ist für mich fruchtbar und lehrreich. Durch ihn werde ich mir der Schwierigkeiten bewusst, mit denen die Teilnehmer beim Geistigen Heilen zu kämpfen haben. In dieser Runde erhalte ich oft viele spannende und schöne Rückmeldungen über die in der Ausbildung gemachten Erfahrungen.

Der Satz eines Teilnehmers ist mir dabei besonders in Erinnerung geblieben. Sein Fazit lautete wie folgt: *„Ich habe in der Ausbildung realisiert, dass es sich beim Geistigen Heilen nicht um eine reine Technik handelt, sondern um eine innere Haltung.“* Dieser Satz drückt für mich die Essenz des Geistigen Heilens aus.

Bei den meisten therapeutischen Methoden findet in der ersten Sitzung mit einem Klienten eine Befragung (Anamnese) statt. Der Therapeut macht sich ein Bild über die Krankheitsgeschichte des Klienten. Er stellt Fragen über vergangene Beschwerden sowie deren Entstehung und Verlauf. Der Therapeut unterscheidet dabei zwischen subjektiven Angaben des Klienten und durch ihn vorgenommene objektive Tests. Diese Informationen helfen ihm, zusammen mit dem Klienten Therapieziele zu setzen und einen gezielten Therapieplan zu erstellen. Am Anfang jeder Sitzung findet wieder eine Kurzbefragung statt, um zu erkennen, ob der Therapieverlauf den gesetzten Therapiezielen entspricht oder ob der Therapeut seine Behandlungsstrategie ändern muss. Ich erläutere einen Behandlungsablauf an einem einfachen Beispiel:

Ein Klient kommt mit Schmerzen in der rechten Schulter in eine Behandlung. In der ersten Sitzung erfolgt als Erstes die Anamnese. Der Therapeut fragt nach der Vorgeschichte, nach anderen gesundheitlichen Problemen, dem Zeitpunkt, an dem der Schulterschmerz begann und, falls bekannt, auch nach dessen Ursache. Zur weiteren Beurteilung der Situation informiert er sich über die Schmerzentwicklung, die Schmerzintensität, die Schmerzqualität und über die Bewegungen, welche den Schmerz auslösen oder lindern. Dumpfe, ziehende Schmerzen, welche gegen Abend zunehmen und durch Wärme oder eine Massage verbessert werden, geben einen Hinweis auf einen Energiemangel oder Leere-Zustand im System. Stechende, bohrende oder pulsierende Beschwerden, die auf Druck oder Bewegung zunehmen und durch Kälte gelindert werden, weisen auf einen energetischen Fülle-Zustand in der Schulter hin. Diese beiden Zustände müssen unterschiedlich behandelt werden.

Bei Schmerzen aufgrund eines energetischen Leere-Zustandes kann der Therapeut direkt mithilfe seiner erlernten Methoden auf das Gelenk einwirken. Eine Massage der Schmerzpunkte kann zum Beispiel zu einer Linderung der Beschwerden führen, da durch die Massage Energie zugeführt wird. Im Falle eines energetischen Fülle-Zustandes kann eine lokale Massage die Schulterschmerzen verstärken. In der Akupunktur können bei Leere-Zuständen lokale Akupunkturpunkte verwendet werden. Bei energetischen Fülle-Zuständen ist es von Vorteil, zuerst ausleitende Maßnahmen anzuwenden, um den Energieüberschuss im Gelenk auszugleichen. Die Akupunktur nutzt dabei Punkte, die entfernt vom Schmerzgeschehen liegen. Bei Schulterbeschwerden behandelt man zum Beispiel im Bereich der Hände.

Nach der Befragung erfolgen in der Regel praktische Tests. Der Therapeut tastet das Gelenk ab oder untersucht das betroffene Gelenk mit gezielten Bewegungstests, und er lässt den Klienten selbst die Bewegungen aktiv ausführen. Anhand des Erstbefundes erhält der Therapeut eine fundierte Grundlage für den weiteren Verlauf der Behandlung. Während der Behandlung liegt der Fokus des Behandlers voll und ganz beim Klienten. Er beobachtet und befragt den Klienten nach den Behandlungsreaktionen und fokussiert sich auf das Schultergelenk oder die physische Struktur, die er behandelt. Beim Geistigen Heilen gibt es nur eine Behandlungsform, die einen ähnlichen therapeutischen Ablauf benötigt. In meinem ersten Buch habe ich diese Heilungsarbeit in drei Ebenen eingeordnet:

- **Heilen mit den geistigen Helfern**
- **Heilen im universellen Heilungsfeld**
- **Energieübertragung in Form von Heilmagnetismus**

Heilmagnetismus ist der Bereich des Heilens, welcher einer therapeutischen Anwendung am nächsten kommt. Mittels gezielten Trainings kann die Vitalenergie des Heilers schrittweise aufgebaut werden. Im Heilmagnetismus überträgt der Behandler die aufgebaute Vitalenergie (Chi) auf den Klienten und setzt durch diesen Vorgang einen Impuls zur Aktivierung der Selbstheilungskräfte. Das Praktizieren von Heilmagnetismus erfordert vom Behandler eine gesunde und starke Grundkonstitution. Durch die Chi-Übertragung auf den Klienten wird die körpereigene Vitalenergie des Behandlers geschwächt. Um die eigene Kraft nicht zu verlieren und der Gesundheit nicht zu schaden, ist es notwendig, die Energie immer wieder aufzubauen und sich genügend Erholungszeit zu gönnen.

Wie in der geschilderten therapeutischen Arbeit entscheidet auch ein Magnetopath darüber, wie er sein Chi bei einem Klienten einsetzen möchte. Zusätzlich zu einer gezielten Anamnese sollte er in der Lage sein, Störungen im Energiesystem wahrzunehmen, um diese richtig interpretieren und einschätzen zu können. Bei Fehleinschätzungen kann es vorkommen, dass zu viel Energie übertragen wird und der Klient eine Verschlechterung seiner Symptome erleidet. Die Heilmethode des Magnetismus kann sehr wirksam sein. Heilmagnetismus bedarf aber eines sorgfältigen Umgangs und einer gewissen Erfahrung als Heiler und Therapeut. Für einen Anfänger ist diese Methode nicht geeignet.

Zu diesem Thema habe ich folgende Geschichte:
Neben verschiedenen anderen Kampfsportarten habe ich über zehn Jahre Karate praktiziert. Mein Lehrer war ein begnadeter „Sensei" und besaß den siebten Meistergrad (Dan). Er lebte Karate mit seinem ganzen Wesen, und durch die täglichen Übungen verfügte er über ein starkes und kultiviertes Chi. Wenn ich bei einer Schlagdemonstration des Senseis das Schlagkissen halten „durfte", kam es mir – trotz seiner lockeren und entspannten Schlagausführung – so vor, als würde ich von einem Zug überrollt. Er beherrschte die Bündelung seiner Kraft meisterlich. Bei einem Feierabend-Bier erzählte er mir, dass er durch das Auflegen seiner Hände bei seinen Schülern Schmerzen lindern könne. Er wisse aber nicht genau, wie es funktioniere, und er hätte manchmal auch Misserfolge. Eine seiner Schülerinnen hatte einen Hautausschlag, und der Sensei wollte ihr mit dem Handauflegen Erleichterung verschaffen. Er konnte es sich nicht erklären, dass sich der Hautausschlag nachher deutlich verschlechterte.

Hautausschläge haben unterschiedliche energetische Ursachen. Je geröteter und schmerzhafter ein Ausschlag ist, desto mehr überschüssige Energie ist in diesem System. Wird in einem stark aktivierten Zustand von innen oder außen zu viel Energie zugeführt, verschlimmert sich der Ausschlag. In diesem Fall führte die Energieübertragung des Sensei zu einer zusätzlichen Vermehrung der Energie und dadurch zu einer Verschlechterung der Beschwerde.

Übermäßige Energiezuführung kann auch von innen durch hitzebildende Nahrung erfolgen. Alkohol, Kaffee, rotes Fleisch und frittierte

Nahrung sollten dabei vermieden werden. Diese Nahrungsmittel fördern die Hitze im Körper. Häufig sehe ich in der Praxis in der Weihnachtszeit Klienten mit Hautausschlägen. Zimt ist ein hitzeförderndes Gewürz, welches zu dieser Jahreszeit oft im Übermaß konsumiert wird und entsprechende Ausschläge auslösen kann.

Wenn in einem Boulevard-Heft oder einer Modezeitung wieder ein Artikel über ein Allerweltsmittel publiziert wird, beginnt die halbe Bevölkerung dieses zu verwenden. Es gibt dann eine Ingwer- oder eine Ginseng-Welle, und die Menschen haben das vermeintliche Gefühl, dass sie sich durch die Einnahme dieser Mittel etwas Gutes tun. Ingwer ist in der Rohform stark hitzebildend. Bei einer aufkommenden Grippe kann in den ersten zwei bis drei Tagen frischer Ingwer konsumiert werden, um die Poren zu öffnen und die Schweißbildung anzuregen. Durch diese Maßnahme kann der Körper die krankheitsbildenden Faktoren leichter ausleiten. Bei einem schwer verdaulichen Essen fördert die Einnahme von Ingwer den Verdauungsprozess und verhindert, dass das Essen schwer im Magen liegt. Zu diesem Zweck wird beim japanischen Sushi immer eine kleine Schale gekochter Ingwer dazu gestellt.

Wird roher Ingwer über längere Zeit konsumiert, verliert der Körper durch die Öffnung der Hautporen und die verstärkte Schweiß-Produktion Energie und wird geschwächt. Zudem können Hitzezeichen entstehen. Bei Produkten, die Ginseng enthalten, wird oft eine junge Pflanze, die günstig ist und eine schlechtere Qualität aufweist, verwendet. Diese Ginseng-Form ist meistens leicht erwärmend und kann bei zu häufigem Gebrauch zu Kopfschmerzen, Schlafstörungen, Herzklopfen oder hohem Blutdruck führen. Gerade bei älteren Menschen mit Bluthochdruck sollte Ginseng vermieden werden. Bei der Einnahme von ginsenghaltigen Arzneien sollte auf Koffein und Teein verzichtet werden. In der Praxis sehe ich oft, dass Ingwer oder Ginseng regelmäßig konsumiert wird, was zu den erwähnten Nebenwirkungen führt.

Geistiges Heilen im Einklang mit dem universellen Heilungsfeld

Im Gegensatz zur therapeutischen Arbeit oder zur Energieübertragung mithilfe des Heilmagnetismus stimmt sich der Heiler nicht auf den Klienten ein, sondern er verbindet sich mit dem universellen Heilungsfeld oder mit seinen geistigen Helfern. Der Fokus des Heilers liegt darin, diese Verbindung während der Behandlung aufrechtzuerhalten und sich gleichzeitig in einer Haltung des Vertrauens zu entspannen. Er wird zum Instrument für die heilenden Kräfte, welche durch ihn wirken. Je größer das Vertrauen in diese schöpferische oder göttliche Kraft ist, desto stärker kann sie durch den Heiler wirken. Während der Heilungssitzung versetzt sich der Heiler in einen Zustand der Tiefenentspannung.

Viele Klienten sind neugierig. Sie möchten am Ende einer Behandlung von mir wissen, was ich bei ihnen wahrgenommen habe. Wenn ich in die Tiefenentspannung absinke, arbeite ich jedoch als Instrument für die geistige Welt, und meine Wahrnehmung ist nicht beim Klienten. Im Zustand der Heilung bin ich mit den geistigen Kräften verbunden und nehme nicht wahr, was beim Klienten energetisch abläuft. Das Behandlungsende zeigt sich dadurch, dass sich die feinstofflichen Kräfte oder die geistigen Helfer langsam zurückziehen. Dies ist der Zeitpunkt, bei dem ich aus dem Zustand der Tiefenentspannung langsam wieder in die Gegenwart zurückkomme. Die Beurteilung des energetischen Zustandes eines Klienten findet vor dem Eintritt in die Tiefenentspannung statt und dann erst wieder am Ende der Behandlung.

Bei einem ausgebildeten Heiler dauert die feinstoffliche Anamnese in der Regel nur kurz. Durch sein langjähriges Training ist er in der Lage, Störungen schnell wahrzunehmen und richtig einzuordnen. Es ist dabei nicht notwendig, dass er sich in einen spezifischen Zustand versetzen muss, um wahrzunehmen. Die Klienten verwechseln den

Akt der Heilung oft mit dem Vorgang der Wahrnehmung. Sie denken oftmals, dass der Heiler im Zustand der Tiefenentspannung „nur am Spüren" ist. Es ist daher wichtig, dass man den Klienten über den Ablauf der Heilung im Verlauf kurz informiert.

Die Klienten sind mit vielen Alltagsproblemen beschäftigt und neigen dazu, alles zu kommentieren und zu hinterfragen. Viele haben Mühe, loszulassen und sich zu entspannen. Sie beginnen dann zu plaudern oder zu fragen, was ich in der Behandlung spüre. Wenn wir den Klienten nicht über den Behandlungsablauf informieren, ist er sich nicht bewusst, dass er durch seine Fragen oder Kommentare die Heilung stört und unterbricht. In der Heilbehandlung befindet man sich in einem ähnlichen Zustand wie kurz vor dem Einschlafen. Sicher kennen die meisten dieses Gefühl. Man ist am Wegdösen und schreckt zusammen, wenn man in diesem Moment gestört wird. Genauso fühlt es sich an, wenn eine Heilbehandlung durch eine Bemerkung des Klienten unterbrochen wird. Es ist ein Schock für das feinstoffliche System des Heilers, und die Verbindung zu den heilenden Ebenen wird abrupt unterbrochen. Sie reißt ab.

Bei der Einstimmung auf eine Heilbehandlung verändert der Heiler seinen Bewusstseinszustand. Es ist, als ob man in einen Lift steigt. Im normalen Alltagsbewusstsein befindet man sich in den ersten drei Stockwerken, doch bei der Vorbereitung auf die Heilungssitzung drückt der Heiler auf den Knopf für die oberen Etagen und gleitet langsam nach oben. Mit wachsender Erfahrung und häufiger Wiederholung dieses Einstimmungsvorgangs fällt es dem Heiler leichter, diesen Zustand der Tiefenentspannung zu erreichen.

Während der Behandlung sollte sich der Klient ebenfalls vollständig entspannen. Wir sollten ihm zu Beginn der Behandlung Zeit geben, die richtige Lage zu finden, damit er eine halbe Stunde entspannt liegen kann. Es mag vorkommen, dass sich der Klient während der Behandlung für kurze Momente unwohl fühlt. Wenn die geistige Welt am Energiefeld des Klienten arbeitet oder das universelle Heilungsfeld auf den Klienten einwirkt, braucht es einige Zeit, bis sich sein System auszugleichen beginnt. Dieser feinstoffliche Ausgleich fühlt sich manchmal unangenehm an. Wir sollten den Klienten über diese Möglichkeit vorab informieren. Es ist wichtig, dass er diesen Vorgang zulässt und ihn nicht unterbricht. Eine Heilungssitzung benötigt Zeit. Im Gegensatz zur therapeutischen Arbeit greift der Heiler nicht aktiv in die Behandlung ein, wenn sich ein kurzer Moment des Unwohlseins beim Klienten zeigt. Er vertraut der Intelligenz der geistigen Helfer und des universellen Heilungsfeldes und wirkt nur als deren Instrument. Er stellt sich in den Dienst dieser schöpferischen Kräfte.

Bei den meisten Heilungssitzungen stimme ich mich auf das universelle Heilungsfeld ein und übertrage über die Hände das Heilungsfeld auf den Klienten. Die geistigen Helfer sind während diesen Behandlungen präsent, aber mein Fokus liegt nicht ausschließlich bei ihnen. Sie haben einen unterstützenden und positiven Einfluss auf die Behandlung, aber sie überlagern nicht direkt das Energiefeld des Heilers.

Eine Behandlung, bei der ein geistiger Helfer direkt durch mich arbeitet, erfordert eine spezifische Vorbereitung. Um eine klare Verbindung mit meinen geistigen Helfern aufzubauen und diese Verbindung auch während der gesamten Behandlungsdauer aufrechtzuerhalten, benötige ich eine hohe Konzentration. Die Verbindung wird vor der Behandlung bewusst aufgebaut und während des gesamten Behandlungszeitraums aufrechterhalten. Deshalb ist es so wichtig, dass ich in der Behandlung weder gestört noch abgelenkt werde. Sobald die Konzentration verloren geht, bricht der direkte Kontakt zum geistigen Helfer ab.

Wird eine bewusste Verbindung mit den geistigen Helfern aufgebaut, so spürt der Heiler, dass er sich nähert und sich mit dem Energiefeld des Heilers verbindet. Die Dauer der Behandlung richtet sich nach der Präsenz des geistigen Helfers. Die Heilungssitzung beginnt mit dem

Eintreten des geistigen Helfers in das Energiefeld des Heilers, und sie endet, wenn er dieses wieder verlässt. Der geistige Helfer bestimmt die Dauer der Heilbehandlung. Die Aufgabe des Heilers ist es dabei, gesammelt und entspannt zu bleiben, sich nicht durch Gedanken ablenken zu lassen und die Konzentration und Verbindung mit dem geistigen Helfer aufrechtzuerhalten. Um diesen Vorgang zu trainieren, empfehlen sich regelmäßig Atem- und Konzentrationsübungen, deshalb unterrichte ich diese auch den Teilnehmern in meinen Ausbildungskursen.

Übung zur Einstimmung auf den geistigen Helfer

Die Einstimmung beginnt schon fünf bis zehn Minuten vor Behandlungsbeginn. Wir sollten uns für einige Minuten vor der Behandlung sammeln und in einen ruhigen Raum zurückziehen.

Die Einstimmung kann im Stehen oder Sitzen geschehen.

Du konzentrierst dich einige Minuten auf deine Atmung, um in eine gesammelte Haltung zu kommen.

Du lässt den Atem los und spürst die Atempause zwischen Aus- und Einatmung.

Mit jeder Ausatmung versuchst du, nochmals ein klein wenig loszulassen. So, als ob du langsam eine Treppe hinuntersteigen würdest.

Jede Stufe ist ein kleines Stück deiner inneren Selbstkontrolle, die du übergibst.

Du richtest deinen Blick nach innen in Richtung Hinterkopf und versuchst, den Raum hinter dir wahrzunehmen.

Das Energiefeld des geistigen Helfers ist meistens größer als das deinige.

Du dehnst deine geistigen Fühler in den Raum hinter dir aus und lenkst deine Aufmerksamkeit hinter dich und leicht nach oben. Du möchtest die gesamte Größe deines Helfers wahrnehmen.

Bleibe entspannt, mit deinem Fokus im Raum hinter dir, und warte, bis du das Energiefeld deines Helfers wahrnimmst.

Oft fühlt es sich wie eine Wolke an, die sich dir von hinten nähert und sich über dein eigenes Energiefeld legt.

Lasse diesen Vorgang einfach zu. Es kann sein, dass du ein inneres Bild von deinem geistigen Helfer empfängst. Entscheidend ist aber nur, dass du nichts mehr denkst, gesammelt bleibst und die Verbindung mit deinem Helfer aufrechthältst.

Optimal ist es, wenn dein Klient schon im Behandlungsraum sitzt oder liegt und du, ohne zu sprechen, direkt in die Behandlung übergehen kannst.

Du nimmst eine völlig entspannte Haltung ein und legst deine Hände auf deinen Klienten.

Es ist wichtig, dass deine Körperhaltung bequem und locker ist. Während der gesamten Behandlung bleibst du entspannt und hältst die Verbindung zu deinem geistigen Helfer aufrecht.

Dabei ist es nicht wichtig, was du beim Klienten wahrnimmst. Es zählt nur der Kontakt zu deinem Helfer. In diesem Moment stellst du dich in den Dienst deines geistigen Helfers – und er bewirkt die Heilung durch dich.

> Sobald du spürst, dass sich dein geistiger Helfer zurückzieht und du sein Energiefeld nicht mehr wahrnimmst, ist die Behandlung beendet.

Die Dauer einer Behandlung erstreckt sich in der Regel zwischen zwanzig und vierzig Minuten. Sie hängt von der Fähigkeit des Heilers ab, sich zu entspannen und zu konzentrieren.

Durch das regelmäßige Üben dieser inneren Haltung sowie durch Atem-, Meditations- und Konzentrationsübungen wird das Heilen mit den geistigen Helfern zunehmend an Tiefe gewinnen.

Heilmagnetismus

Nachfolgend gehe ich nochmals zusammenfassend auf die Vor- und Nachteile der einzelnen Heilmethoden ein. Beim Heilmagnetismus wird die körpereigene Energie zur Unterstützung des Klienten übertragen. Dies erfordert eine gute Grundkonstitution des Behandlers. Er muss sich genügend Zeit nehmen, um zu regenerieren und sein Energiefeld zu stärken. Bei dieser Methode besteht die Gefahr, dass der Behandler sich überfordert und dadurch selbst seine Gesundheit schädigt.

Der Behandler leitet über seine Konzentration, seine Absicht und seinen Willen die Energie, welche er überträgt. Er ist aktiv am Prozess beteiligt und bestimmt die Dosierung der Energieübertragung. Der Behandler entscheidet aufgrund seiner subjektiven Wahrnehmung über die Intensität und Lokalisation der Energieübertragung auf den Klienten. Sein Fokus während der Behandlung liegt im gesamten Prozess beim Klienten. Er sollte spüren, welche Veränderungen durch die Energieübertragung in dessen feinstofflichem System stattfinden.

Bei dieser Methode besteht die Gefahr der Überdosierung, weil sie von der subjektiven Wahrnehmung des Behandlers abhängig ist. Das bedeutet, dass es nach der Behandlung zu einer Verstärkung der Symptome des Klienten kommen kann.

Der Vorteil dieser Methode ist, dass sie sehr gezielt auf ein beeinträchtigtes physisches Gebiet angewendet werden kann. Kommt zum Beispiel ein Klient mit einem akuten und schmerzhaften Tennisarm in die Praxis, kann mit dieser Methode sehr lokal am Ellbogen behandelt werden. Bei der richtigen Dosierung ist es relativ schnell möglich, die Beschwerden des Klienten direkt zu lindern. Obwohl der Heilmagnetismus eine feinstoffliche Methode ist, wirkt er eher symptomatisch und lokal. Im Gegensatz dazu sind die Heilbehandlungen mit den geistigen Helfern und mit dem universellen Heilungsfeld umfassender. Diese beiden Heilbereiche haben einen Einfluss auf das gesamte Energiefeld des Klienten und wirken daher oft breiter und ganzheitlicher. Sowohl beim Heilen mit dem universellen Heilungsfeld als auch beim Heilen mit den geistigen Helfern liegt der Fokus des Behandlers nicht beim Klienten.

Universelles Heilungsfeld und geistige Helfer

Beim Heilen mit dem universellen Heilungsfeld stimmt sich der Heiler auf dieses geistige Feld ein und wirkt als Medium, um das Feld über seine Hände auf den Klienten zu übertragen. Sein Fokus liegt in der Aufrechterhaltung der Verbindung zum universellen Heilungsfeld und nicht direkt beim Klienten. In der Behandlung versucht er, sich zu entspannen. Seine Hände bewegen sich durch das geistige Feld. Es ist dabei wichtig, dass der Behandler absichtsfrei bleibt und nicht in diese geistige Bewegung eingreift. Er nimmt sich in der Behandlung zurück und vertraut der Intelligenz des Heilungsfeldes. Dies ist eine vollständig andere Grundhaltung als diejenige der magnetischen Energieübertragung.

Diese Behandlungsform wirkt meist sanfter als der Heilmagnetismus. Beim Heilen mit dem universellen Heilungsfeld kann es vorkommen, dass zuerst andere feinstoffliche Störungen des Klienten positiv beeinflusst werden, bevor es zu einer Linderung der eigentlichen Beschwerden kommt. Die Behandlung ist umfassender und weniger symptomatisch. Nicht der Behandler bestimmt, was beim Klienten energetisch bewirkt wird, sondern das universelle Heilungsfeld.

Die Erkrankten möchten oft einen schnellen Heilungserfolg und eine rasche Linderung der aktuellen Beschwerden. Daher fehlt es ihnen vielfach an Geduld, um sich auf diese Form der Behandlung einzulassen. Die Behandlung mit dem universellen Heilungsfeld ist aber auch für den Behandler regenerierend und heilend. Die Einstimmung auf dieses Feld erfordert allerdings vom Behandler eine gute Konzentration und die Fähigkeit, sich zu entspannen und auf die Intelligenz des universellen Heilungsfeldes zu vertrauen.

Heilung mit den geistigen Helfern erfordert eine Umgebung, in welcher der Behandler ungestört arbeiten kann. Um die Verbindung mit den geistigen Helfern halten zu können, ist ein klarer Fokus nötig, und es darf dabei keine Störung von außen erfolgen. Im Gegensatz zur Heilung mit dem universellen Heilungsfeld muss keine Bewegung der Hände während der Behandlung stattfinden. Der Behandler legt seine Hände auf den Klienten und hält die Verbindung zu seinem geistigen Helfer. Wichtig für den Behandler ist, dass er sich in einer entspannten Haltung befindet. Jede physische Spannung kann dazu führen, dass der Behandler seine Konzentration verliert und dadurch die Verbindung zu seinem geistigen Helfer abbricht. Der geistige Helfer übernimmt die Arbeit im feinstofflichen Feld des Klienten. Der Behandler stellt sich als feinstofflicher Verstärker zur Verfügung.

Da die geistigen Helfer, je nach Symptomatik des Klienten, wechseln können, verändert sich für den Behandler oftmals auch die Intensität der Behandlung. Manchmal ist die Energie eines geistigen Helfers sanft, und der Behandler fühlt sich leicht und sehr entspannt, wenn er mit ihm arbeitet. Sie kann aber auch sehr intensiv, stark und dynamisch sein, und der Behandler hat das Gefühl, dass er während der Behandlung durch die Energie des geistigen Helfers fast erdrückt wird. Der Fokus bleibt auch in solchen Momenten bei seinem geistigen Helfer. Es ist nicht möglich, auf zwei Ebenen gleichzeitig zu hundert Prozent wahrzunehmen. Wenn der Behandler die Verbindung zu seinem geistigen Helfer aufgebaut hat und sich auf das Halten fokussiert, nimmt er nicht wahr, was sich im Energiefeld des Klienten während der Behandlung tut.

Erst wenn die Verbindung abgebrochen ist, setzt die mediale Wahrnehmung des Behandlers wieder ein, und er nimmt die durch die Behandlung entstandenen Veränderungen im Energiesystem des Klienten wahr. So ist es für den Behandler oftmals schwierig, die Neugierde der Klienten zu befriedigen und ihnen mitzuteilen, welche Schwachpunkte ihr Energiesystem aufweist. Im Grundsatz ist es auch nicht wichtig, was der Behandler wahrnimmt. Wichtig ist vor allem, welche Veränderungen der Klient selbst wahrnimmt. Diese Wahrnehmung kann einen Prozess zur Genesung einleiten. Das Kommentieren der subjektiven Wahrnehmung des Behandlers nützt dem Klienten nicht wirklich viel. Oftmals werden diese Informationen auch falsch verstanden oder falsch interpretiert.

Der Behandler lebt in seinem eigenen Verständnis der feinstofflichen Ebenen und der geistigen Welt. Die feinstoffliche Welt prägt seinen Alltag, und er lebt in ihr. Für den Klienten ist diese Welt oft neu und völlig abstrakt. Daher muss ein Behandler immer aufpassen, wie und was er kommuniziert. Persönlich kommuniziere ich sehr wenig darüber, was ich wahrnehme. Auch wenn ich versucht habe, meine Wahrnehmung in eine für den Laien verständliche Form zu übersetzen, habe ich die Erfahrung gemacht, dass die Klienten meine Aussagen völlig falsch interpretierten. Aus diesem Grund begegne ich der Neugierde der Klienten meistens mit einer Gegenfrage und versuche, sie in ihre persönliche Wahrnehmung zu führen.

Grundsätzlich sollte ein Heiler keine Heilungsversprechen und Heilungsprognosen abgeben. Beim Heilmagnetismus kann aber ein Heiler aufgrund seiner Erfahrungen oft abschätzen, wie sich der Heilungsverlauf eines Klienten entwickeln kann. Trotzdem sollte er aber keine Heilungsgarantien abgeben. Beim Heilen mit dem universellen Heilungsfeld sowie beim Heilen mit den geistigen Helfern wirkt der Heiler nur als Instrument und hat keinen persönlichen Einfluss auf den Heilungsverlauf. Aus diesem Grund sollte der Behandler keine Prognosen abgeben und auf die Intelligenz des universellen Heilungsfeldes und der geistigen Helfer vertrauen. Oftmals findet Heilung völlig unerwartet und in einer anderen Form statt als erwartet.

Heilbehandlungen, Meditationsgruppen und Kurse im Geistigen Heilen sollen den Menschen ein Verständnis von der feinstofflichen Welt vermitteln und sie dahin begleiten, dass sich ihre Wahrnehmung für die feinstofflichen Ebenen zu öffnen beginnt. Diese Öffnung kann die Menschen wieder neu an ihre spirituellen Wurzeln anbinden und Wege zur Selbstheilung und Heilung aufzeigen. Durch die Verbindung mit der geistigen Welt und den schöpferischen Kräften des Universums erfahren wir wieder, dass wir Teil eines großen Ganzen sind und aus dieser Erkenntnis Kraft für unser Leben schöpfen können.

Energieausgleich und Harmonisierung der Chakras

Die Harmonisierung der Energiezentren ist ein guter Einstieg in die Heilungs-Arbeit. Man arbeitet mit dem universellen Heilungsfeld.

Der Klient sitzt auf einem Stuhl, so dass der Rücken und der vordere Körperbereich frei ist.

Der Behandler setzt sich seitlich zum Klienten. Er muss für sich entscheiden, ob er mit seiner linken oder rechten Hand am Rücken des Klienten arbeitet. Ich bevorzuge es, meine linke Hand am Rücken zu halten und mit meiner rechten Hand an der Vorderseite des Klienten zu arbeiten. Dazu positioniere ich mich rechts vom Klienten.

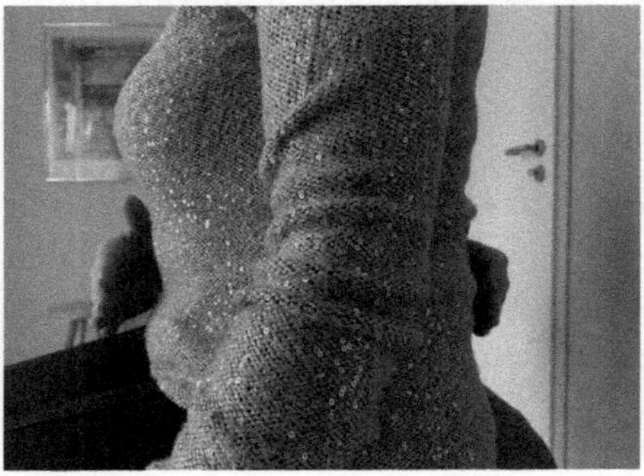

Zweites Zentrum – Hara

Du beginnst die Behandlung am zweiten Zentrum. Du platzierst die hintere Hand in einem Abstand von fünf bis zehn Zentimetern im Kreuzbereich; die vordere Hand mit dem gleichen Abstand zwei Finger breit unter dem Nabel des Klienten. Beide Hände befinden sich auf der gleichen Höhe.

Nimm die Energie unter deinen Händen wahr. In der Regel ist der vordere Bereich eines Energiezentrums aktiver, und du nimmst mehr Energie unter der vorderen Hand wahr als unter der hinteren.

Sobald deine Hände platziert sind, beginnt der Energieausgleich. Das bedeutet, dass sich die Energie, welche du unter deinen Händen wahrnimmst, schnell verändert.

Du schließt deine Augen und stimmst dich auf die Energie ein, die zwischen deinen Händen fließt. Versuche, mental mit dieser Bewegung mitzugehen. Es kann sein, dass du spürst, wie die Energie vor und zurück pendelt. Du wartest so lange, bis diese Pendelbewegung ruhig wird und du unter beiden Händen gleich viel Energie wahrnimmst.

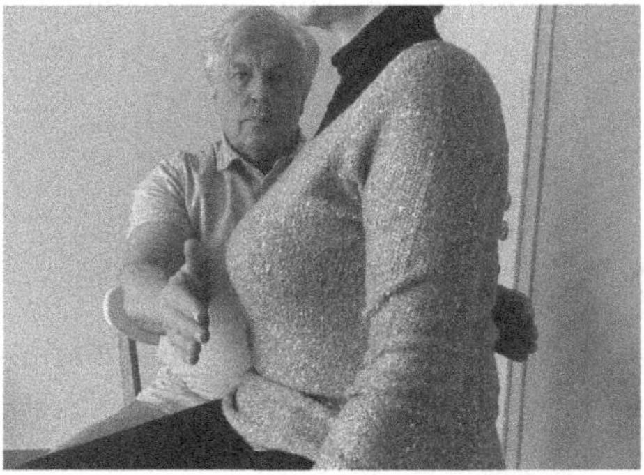

Drittes Zentrum – Solarplexus

Danach positionierst du die Hände über dem Sonnengeflecht und wiederholst den gleichen Vorgang wie beim zweiten Zentrum.

Beim Energieausgleich zwischen beiden Händen visualisierst du ein gelbes Licht, welches zwischen deinen Händen fließt. So unterstützt du den Energieausgleich und harmonisierst das dritte Zentrum.

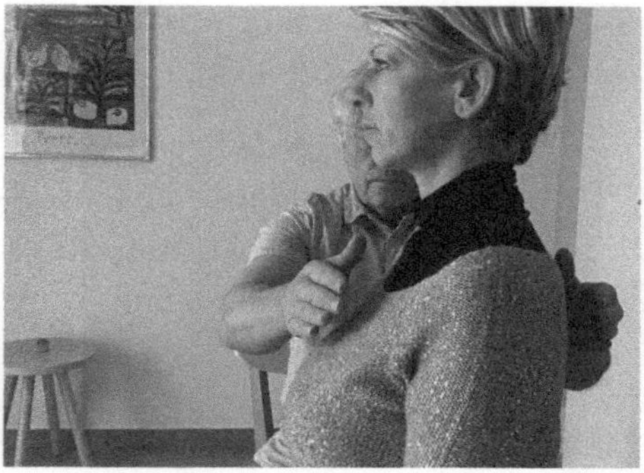

Viertes Zentrum – Herz-Chakra

Du legst deine Hände über das Herz-Zentrum. Es ist wichtig, dass du langsam und ohne Hektik arbeitest. Wieder betrachtest du die Energie, welche zwischen deinen Händen fließt, und visualisierst ein sanftes grünes Licht, welches aus deinen Händen strömt.

Du wartest so lange, bis sich die Energie unter beiden Händen gleich stark anfühlt.

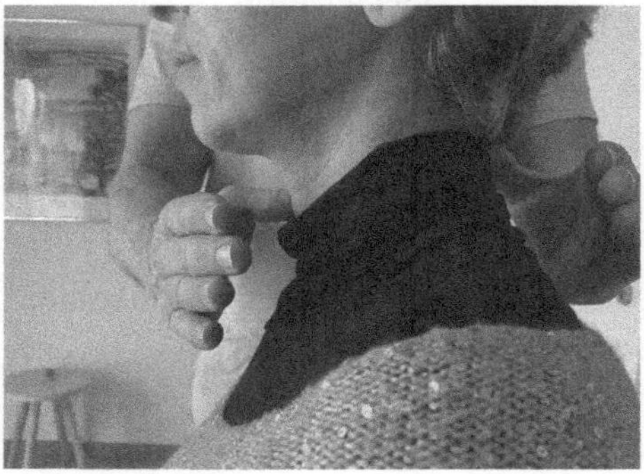

Fünftes Zentrum – Kehl-Chakra

Du legst beide Hände im Abstand von fünf bis zehn Zentimetern über das Kehl-Zentrum und visualisierst ein sanftes Blau, welches zwischen den Händen fließt.

Du wartest so lange, bis sich die Energie zwischen deinen Händen harmonisch anfühlt.

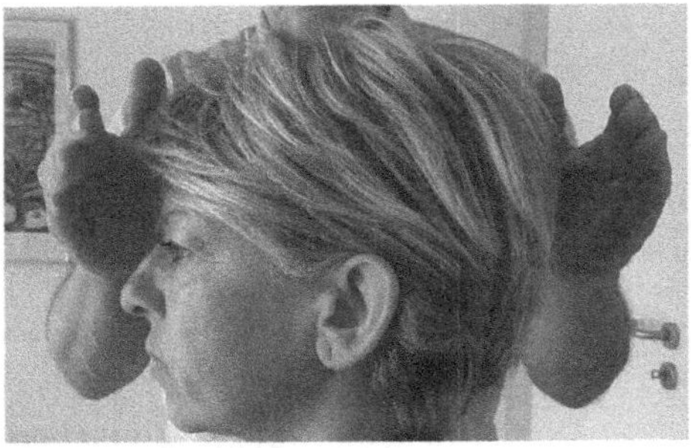

Sechstes Zentrum – Stirn-Chakra

Deine Hände liegen auf der horizontalen Achse zwischen dem Dritten Auge und dem Hinterkopf.

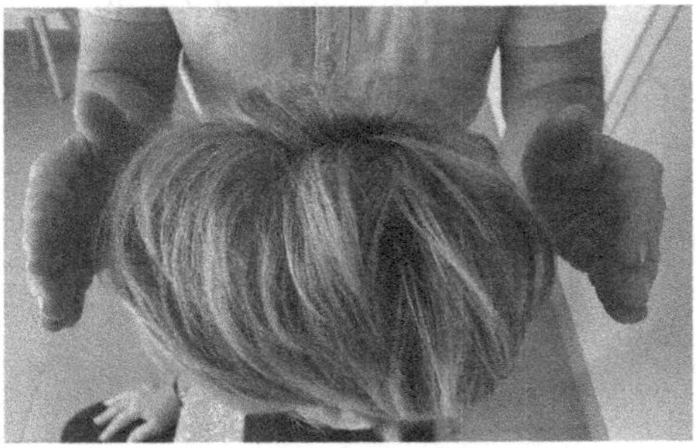

Du wiederholst den gleichen Vorgang und visualisierst ein kräftiges Indigoblau, welches aus deinen Händen strömt.

Warte, bis sich das Zentrum vorne und hinten ausgeglichen anfühlt.

Verbindender Abschluss

Zum Abschluss legst du eine Hand in den Nacken und die andere Hand auf das Kreuz des Klienten.

Du visualisierst ein Licht, welches zwischen beiden Händen in der Wirbelsäule von unten nach oben und von oben nach unten fließt.

Öffne dein geistiges Herz und lasse die Liebe aus deinem Herzen über deine Hände in den Klienten einströmen.

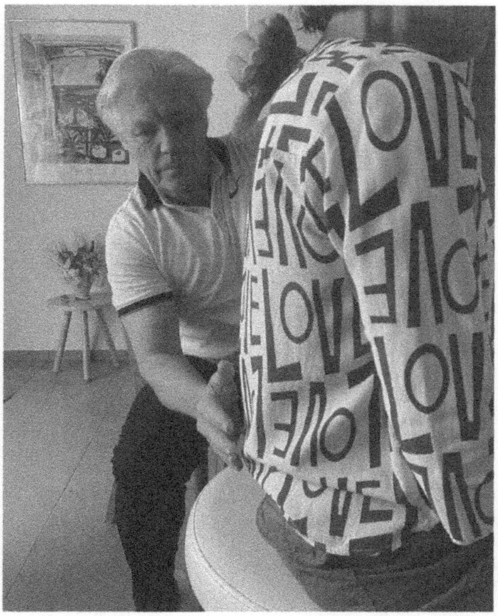

Begleite in dieser Liebe den Energiefluss zwischen Nacken und Kreuzbein, entlang der Wirbelsäule auf- und absteigend.

Du bleibst so lange eingestimmt, bis du das Gefühl hast, dass das Licht gleichmäßig in beide Richtungen fließt.

Bedanke dich für die geistige Unterstützung, fühle in deine Füße hinein und verbinde dich mit der Erde.

Erkundige dich bei deinem Klienten, was er wahrgenommen hat, und lasse es ihn aussprechen. So wird er sich des Geschehens bewusst. Die Bewusstwerdung ist ein wichtiger Teil der Selbstheilung.

Wahrnehmung gesundheitlicher Störungen und deren Interpretation

Ein physisches oder psychisches Ungleichgewicht manifestiert sich immer zuerst im ätherischen Körper. Dieser feinstoffliche Aura-Anteil umhüllt und durchdringt den physischen Körper. Für den Heiler ist der ätherische Körper am leichtesten wahrnehmbar, da er ein relativ dichtes energetisches Feld besitzt. Die Energie dieser Ebene befindet sich in einem ständigen Wandel. Sie reagiert auf innere und äußere Lebensumstände. In diesem Energiefeld manifestieren sich psychische Stresssituationen, physische Überlastungen, schlechte Ernährung, Elektrosmog oder auch Ungleichgewichte auf der mentalen Ebene. Eine gesunde und vitale Lebensenergie drückt sich durch die Reaktionsfähigkeit des ätherischen Körpers aus. Das bedeutet, dass er gut in der Lage ist, auftretende Störungen wieder auszugleichen.

Eine geschwächte Lebensenergie zeigt sich darin, dass der ätherische Körper energetische Störungen nur noch ungenügend kompensieren kann. So könnte man Gesundheit und Krankheit auch mit der Reaktionsfähigkeit der ätherischen Ebene auf Störungen gleichsetzen, denn diese ist direkt abhängig von der Grundvitalität eines Menschen. Je reaktionsfähiger das ätherische System ist, desto gesünder ist ein Mensch, und je langsamer dieses System auf Störungen reagiert, desto mehr neigt ein Mensch zu gesundheitlichen Störungen. Der Fachbegriff für die Aufrechterhaltung eines Gleichgewichts in einem System lautet Homöostase.

Die ätherische Aura-Ebene ist die „Mutter der Gesundheit“ des physischen Körpers. Wenn ihre Reaktionsfähigkeit abnimmt, kommt es zu Manifestationen von energetischen Störungen. Diese äußern sich als Schwächezustände und in Form von Energiestagnationen, die zu einem Energieüberschuss führen. Die Vitalenergie des ätherischen Körpers ist das „feinstoffliche Benzin“ für sämtliche physiologischen Prozesse des physischen Körpers. Ohne dieses Benzin läuft unser Motor nicht. Wenn der ätherische Körper sich über längere Zeit in einem Ungleichgewicht befindet, beginnen sich Krankheiten zu manifestieren. Die Zeitdauer vom Auftreten der feinstofflichen Störung bis zum Auftreten einer Krankheit ist nicht bei jedem Menschen gleich.

Manchmal hören wir von einem Todesfall, bei dem jemand vorzeitig verstorben ist, obwohl er gesund gelebt hat. Die Menschen grübeln dann oftmals darüber, warum der Verstorbene trotz viel Sport und gesunder Ernährung von uns gehen musste. Ein anderer hingegen sei Kettenraucher gewesen, habe sich ungesund ernährt, oft ein Glas zu viel getrunken und sei trotz dieses Lebensstils über achtzig Jahre alt geworden. Dann höre ich die Aussage: „Siehst du, gesund leben ist auch nicht alles. Man muss das Leben genießen.“

Wir können die Menschen nicht einheitlich betrachten. Jeder Mensch hat unterschiedliche Voraussetzungen. Jemand, der gesund gelebt hat und trotzdem früher gestorben ist, hat vielleicht gerade durch seinen gesunden Lebensstil seine Lebensqualität optimiert. Vielleicht hatte dieser Mensch auch eine karmische Vorgeschichte oder wurde mit einer genetisch bedingten Chi-Schwäche geboren? Auch negative Glaubenssätze und emotionale Muster können die Gesundheit eines Menschen, trotz scheinbar gesunder Lebensführung, beeinträchtigen.

Man erkennt von außen selten die Gesamtsituation eines Menschen. So kann jemand mit einer guten Grundkonstitution und einer positiven Lebenseinstellung physisch robust sein und eine schlechte Ernährung oder eine unausgeglichene Lebensführung kompensieren und trotzdem ein hohes Alter erreichen. Ein hohes Alter zu erreichen, bedeutet aber für mich nicht zwingend, dass ein Mensch sich wohlfühlt und gesund ist. Viele Menschen kränkeln in ihrem Leben dahin, und ihr Leben wird von Krankheit bestimmt. Sich wohlzufühlen und ein Leben mit hoher Lebensqualität zu genießen, kann mehr Erfüllung bringen als ein hohes Alter mit einem langen Leben in Krankheit. Wie drückt sich dieses Wohlfühlen im Körper aus energetischer Sicht aus? Wohlfühlen ist ein konstanter Zustand. Ein Gefühl voll Energie, Lebendig- und Leichtigkeit.

Es handelt sich nicht um eine kurzfristige emotionale Reaktion auf eine äußere Handlung. Wenn man sich leer und kraftlos fühlt, kann ein gutes Essen, ein Glas Wein in einer angenehmen Gesellschaft oder der Kauf eines schönen Autos ein kurzfristiges Wohlbefinden vermitteln. Wenn unser Lebensgefühl aber grundsätzlich beeinträchtigt ist, klingen diese künstlich produzierten Hochgefühle nach kurzer Zeit wieder ab, und man fällt in seinen alten Zustand zurück. Von Zeit zu Zeit bewusst zu genießen, kann unser Chi fördern und befruchten. Macht man sich aber von diesen äußeren Dingen abhängig und fühlt sich nur in den Momenten des Konsums lebendig, dann schöpft man nicht mehr aus seiner eigenen Lebenskraft. Wenn wir dann ehrlich mit uns selbst sind, spüren wir, dass diese Suche zu einem Weg der Selbsttäuschung wird. Der bewusste Genuss wandelt sich in Ersatzbefriedigungen, und mit der Zeit werden wir von ihnen abhängig. Man verliert dadurch seine Selbstbestimmung und benötigt diese Erlebnisse immer wieder, um sich lebendig zu fühlen.

Mit einem starken Chi ist man gewappnet für die Herausforderungen des Alltags. Wenn es im Leben gelingt, die Lebenskraft aufrechtzuerhalten oder zu verbessern, dann fühlt man sich autonom und unabhängig. Man kann die Freuden des Lebens genießen, ohne sich von ihnen abhängig zu machen. Sobald ich spüre, dass ich ein verstärktes Bedürfnis nach Ersatzbefriedigungen entwickle, so ist dies für mich immer, nebst anderen Zeichen, ein Ausdruck für ein geschwächtes

Chi. Es ist dann an der Zeit, einen Moment in die Stille zu gehen und sein Leben zu reflektieren. Das Leben ist eine Gratwanderung, und mal kippen wir auf diese, mal auf jene Seite. Ich habe gelernt, dass man nicht allzu streng mit sich sein sollte und es nicht hilft, sich zu verurteilen, wenn man allzu stark auf eine Seite gekippt ist. Dies ist ein Teil unserer Lebensschule, und wir können jederzeit innehalten und uns wieder neu ausrichten. Es ist wichtig, dass man sich in diesen Momenten in Gedanken umarmt und dem Leben gegenüber seine Dankbarkeit ausdrückt. Eigenliebe und Dankbarkeit befreien die Lebensenergie, und diese Gefühle können Berge versetzen.

Wie verändert sich der Vital- oder Ätherkörper bei einem energetischen Ungleichgewicht, und wie nehme ich dies über meine Hände wahr?

Feinstoffliche Wahrnehmung über die Hände bezeichnet man als Hellfühlen. Unsere Hände können durch gezieltes Training als feinstoffliches Messgerät eingesetzt werden. Hellfühlen ist eine Begabung, die nicht jedem Menschen gleichermaßen zugänglich ist. In meinen Ausbildungen begegne ich immer wieder Kursteilnehmern, die die Grundvoraussetzung für das Hellfühlen mitbringen. Die meisten von ihnen sind sich aber nicht bewusst, dass sie diese Begabung haben. Oftmals nehmen sie etwas wahr, aber sie können ihre Wahrnehmung nicht einordnen.

Gelegentlich stammen Kursteilnehmer aus therapeutischen Berufen. Sie nehmen an meinen Ausbildungen teil, um zu lernen, wie man sich energetisch schützt und mit den feinstofflichen Ebenen richtig umgeht. Für eine Vielzahl der Kursteilnehmer ist nicht die Wahrnehmung der feinstofflichen Felder die Schwierigkeit, sondern die richtige Zuordnung und Interpretation der wahrgenommenen Störungen. Das Ertasten feinstofflicher Störungen ist wie das Erlernen einer Sprache. Diese Sprache ist aber nicht einheitlich, sondern jeder Mensch muss seinen persönlichen Zugang zu ihr finden. Hellfühlen ist eine subjektive

Wahrnehmung. So werden feinstoffliche Störungen unterschiedlich wahrgenommen. Meine Aufgabe besteht darin, den Teilnehmern das Vertrauen in ihre subjektive Wahrnehmung zu stärken, ihnen darin zu helfen, ihre Wahrnehmungen richtig zu interpretieren. Obwohl energetische Störungen von verschiedenen Teilnehmern unterschiedlich wahrgenommen werden, sollte die Interpretation der feinstofflichen Störungen bei allen ähnlich ausfallen und nicht völlig voneinander abweichen.

Im ätherischen Körper widerspiegelt sich der energetische Zustand jedes Organs. Jedes Organ des physischen Körpers verfügt über ein feinstoffliches Abbild oder ein organspezifisches feinstoffliches Feld. Wenn dieses Feld vital ist und sich in einem harmonischen Zustand befindet, dann ist das entsprechende Organ in der Regel gesund. Die einzelnen Organe haben die Tendenz, unterschiedliche feinstoffliche Störungen zu entwickeln. In den folgenden Ausführungen gehe ich auf die energetische Ebene der Organe ein.

Organebene

Beim Geistigen Heilen beginne ich die Behandlung oft mit einer Harmonisierung von Leber, Nieren und Milz. Die energetische Leberfunktion ist es, Chi im Körper zu verteilen und zu bewegen. Diese Funktion wird zum Beispiel durch Stress, Wut oder Ärger, Fehlernährung, Bewegungsmangel, hormonelle Störungen oder Einschränkungen der Lebensumstände gestört.

Besonders den letzten Punkt sehe ich in der Corona-Krise als zentralen Auslöser für Störungen der Leberenergie. Wenn der Mensch eingeschränkt wird und sich körperlich und geistig nicht mehr frei entfalten kann, wird die Leberenergie eingeschnürt, und es kommt zu einem Energiestau in der Leber. Dieser Stau kann sich dann in einer Form von Depression zeigen. Gestaute Leberenergie ist ein impulsives Potenzial. Wenn sie zu stark eingeschränkt wird, sucht sie sich einen Weg zur Befreiung. Dies kann sich in plötzlichen Wutanfällen zeigen.

Wenn ich über die Hände einen starken Leberstau wahrnehme, dann spüre ich eine kräftige, gereizte und sehr warme Energie. Man bezeichnet diesen Zustand auch als energetischer Fülle-Zustand. Dauert der Stagnationszustand länger, wird das Energiefeld im Leberbereich zunehmend wärmer und wandelt sich in Hitze um. Je stärker diese Hitze wird, desto aggressiver fühlt sich die Leberenergie an. Ich habe einige Male Patienten im Endstadium mit Leberkrebs behandelt. In diesen Fällen war die Behandlung für mich fast schmerzhaft, weil die Leberenergie so heiß wurde, dass sie sich wie ein loderndes Feuer anfühlte. In der letzten Lebensphase „kocht" die Leber fast über und beginnt, energetische Funken zu versprühen.

Im Bereich der Leber befindet sich die Gallenblase. Die Qualität der Gallenflüssigkeit ist feucht und heiß. Die Funktion der Gallenflüssigkeit ist es, die aufgenommenen Fette und fettlöslichen Vitamine aufzulösen, damit sie vom Körper besser aufgenommen werden können. Auch die feinstoffliche Energie der Gallenblase fühlt sich unter den Händen warm und feucht an. Bei Störungen oder Krankheiten verändert sich die Energie der Gallenblase. Sie erwärmt sich zunehmend und fühlt sich immer heißer an.

Eine Klientin von mir bekam einen kleinen Tumor, der den Gallengang störte. Im Krankenhaus wurde ihr chirurgisch ein kleines Metallröhrchen eingesetzt, damit die Gallenflüssigkeit ungehindert abfließen konnte. Immer, wenn das Röhrchen verstopfte, veränderte sich die feinstoffliche Energie der Gallenblase. Sie fühlte sich dann extrem heiß und feucht an.

Die Begriffe, welche ich zur Beschreibung von energetischen Zuständen verwende, beschreiben meine subjektive Wahrnehmung. Es ist gut möglich, dass andere Heiler diese Zustände mit anderen Worten umschreiben. Die begriffliche Umschreibung der Energiequalitäten der Organe soll als Orientierungshilfe dienen.

Die Ausbreitungsrichtung der angestauten Leberenergie geht nach oben in den Kopfbereich und kann dort zu Störungen führen. Bei Frauen hat die feinstoffliche Funktion der Leber auch einen starken Einfluss auf das Hormonsystem. So kann das weibliche Hormonsystem durch eine energetische Störung im Leberbereich beeinträchtigt werden.

Störungen im Genitalbereich von Männern können ebenfalls durch eine Störung der Leberenergie verursacht werden. Ich behandelte einen Klienten mit einem stark geröteten und juckenden Hautausschlag in der Leiste. Man konnte keine medizinische Ursache für dieses Leiden finden. In der Heilbehandlung fokussierte ich mich auf die Harmonisierung der Leberenergie, und der Hautausschlag klang nach zwei Behandlungen vollständig ab.

Auf der linken Körperseite, unterhalb des Rippenbogens, befindet sich die Milz. Die Milz absorbiert die Energie aus der Nahrung und hilft bei der Umwandlung von Flüssigkeiten. Aus energetischer Sicht neigt die Milz zu einem Schwächezustand. Durch die Funktion der Flüssigkeitsumwandlung fühlt sich die Milzenergie bei Störungen oft kühl und feucht an. Diese Beschreibung deutet auf eine Energieleere hin. Man könnte diese Wahrnehmung auch als „sumpfig" bezeichnen. Aus diesem Grund sollte bei einer allgemeinen Verdauungsstörung auf feuchte und kalte Nahrung verzichtet werden.

Viele Formen von Nahrungsmittelallergien haben mit einer Schwäche der energetischen Milzfunktion zu tun. Um die Milz zu entlasten, damit sie sich erholen kann, sollte die Nahrung warm, gedämpft oder gekocht sein. Kalte Getränke, kalte Milchprodukte, Weizen oder zuckerhaltige Nahrungsmittel schaden der feinstofflichen Milzfunktion.

Wenn die Milz in ihrer Fähigkeit, die Energie aus der Nahrung zu absorbieren, geschwächt wird und Feuchtigkeit nicht mehr umwandeln kann, führt dies zu Übergewicht, chronischem Eisenmangel, Lebensmittelallergien oder Verdauungsstörungen. Bei der Behandlung von energetischen Schwächen der Milz ist es wichtig, dass der Klient seine Ernährung entsprechend der Störung umstellt. Schwächezeichen sind grundlegend immer schwieriger zu behandeln als Stagnationen, da ihnen oft ein langjähriges Fehlverhalten vorausgeht.

In der Oberbauchmitte befinden sich die Bauchspeicheldrüse und der Magen. Eine gereizte Bauchspeicheldrüse fühlt sich wie ein erhitzter Balken an, der quer im Oberbauch liegt. Im Magen-Bereich sehe ich in der Praxis Schwäche- oder Leere-Zeichen und Stagnations- oder Fülle Zeichen. Schwäche-Zeichen zeigen sich oft nach längerer Einnahme von Antibiotika. Diese Medikamente sind gegen bakterielle Entzündungen und wirken kühlend. Sie dämpfen die Verdauungsenergie des Magens und führen zu einer energetischen Schwäche im Magenbereich. Die gleiche Auswirkung sehe ich bei der langfristigen Einnahme von Magensäureblockern. Die Energie fühlt sich dann unter den Händen sehr kühl und träge an. Die Energieleere drückt sich nicht nur im Energiefeld des Magens aus, sondern auch die Bauchdecke fühlt sich oft kalt an. Bei Magenschleimhautentzündungen, Magengeschwüren oder bei Reflux oder Aufstoßen der Magensäure erhitzt sich das feinstoffliche Feld des Magenbereichs. Je nach der Stärke der Entzündung fühlt sich das Energiefeld warm oder heiß an.

Entzündungen können sowohl bei energetischen Fülle-Zuständen als auch bei Leere-Zuständen entstehen. Die taktile Wahrnehmung ist aber unterschiedlich. Eine Entzündung aufgrund eines Leere-Zustandes ist weniger heiß und fühlt sich leicht feucht an. Bei einer energetischen Fülle ist das Energiefeld sehr heiß, trocken und sprüht oft „Funken". Es „nagelt" in den Händen und kann beim Behandler eine schmerzhafte Empfindung auslösen. Je jünger ein Klient ist, desto stärker ist in der Regel sein Chi und desto vitaler äußern sich feinstoffliche Störungen. Das bedeutet, dass ich bei jüngeren Klienten häufiger Entzündungen aufgrund von Fülle-Zustände sehe als bei älteren Klienten. Im Darmbereich äußern sich die feinstofflichen Störungen, ähnlich wie im Magenbereich. Bei einer feinstofflichen Störung der Leberfunktion ist oft die gesamte rechte Seite des Oberkörpers energetisch beeinträchtigt. Das Gleiche gilt bei einer feinstofflichen Störung der Milz. Sie beeinträchtigt oft die gesamte linke Seite des Oberkörpers. Bei einer physischen Herzschwäche ist immer auch das Energiefeld des physischen Herzens geschwächt. Oft sehe ich, dass die energetische Schwäche des Herzens mit einer energetischen Schwäche der Milz zusammenhängt.

Ich behandelte eine junge Frau als Notfall. Sie genoss von klein auf eine antiautoritäre Erziehung. Diese führte dazu, dass sie ein extrem schädliches Essverhalten entwickelte. Sie konsumierte den ganzen Tag nur kalte Getränke, die ausschließlich aus Eistee oder anderen Süßgetränken bestanden. Wasser oder Tee waren für sie ein Fremdwort. Ihre Ernährung setzte sich aus Süßigkeiten, Chips, Spaghetti, Wurstwaren und Reibekäse zusammen. Früchte, Gemüse oder Salat wollte sie weder essen noch kannte sie ihren Geschmack. Sie litt unter Schlafstörungen und bekam immer wieder plötzliches Herzrasen. Ihre Eltern mussten mit ihr einige Male in die Notfallaufnahme. Die Ärzte konnten keine Ursache für ihre Herzanfälle finden, und so schickte man sie wieder nach Hause, nachdem die Anfälle abgeklungen waren.

In der Traditionellen Chinesischen Medizin findet man eine Beziehung zwischen Herz und Milz. Die chronische Fehlernährung führte bei der der jungen Frau zu einer geschwächten Milz-Energie. Die Energie des Herzens wird durch die Milz-Energie genährt. In ihrem Fall konnte das Herz nicht mehr genügend energetisch versorgt werden, und dies führte zu Schlafstörungen und Herzklopfen. Ich habe diesen Zusammenhang sehr vereinfacht erläutert. Die Essenz aus diesen Zusammenhängen ist aber der Einfluss der feinstofflichen Milzfunktion auf die feinstoffliche Herzfunktion. Eine Fehlernährung kann sich, wie im Beispiel der jungen Frau beschrieben, auch auf das Herz auswirken.

Die Eltern der jungen Frau waren ziemlich ratlos. Sie hatten schon viel Geld für medizinische Behandlungen und Therapiesitzungen für ihre Tochter ausgegeben und wussten sich nicht mehr zu helfen. Ich erklärte ihnen, dass ich keine Behandlungsmöglichkeit für ihre Tochter sähe, falls ihre Tochter die Ernährung nicht umstellen würde. Die einzige Möglichkeit für eine dauerhafte Genesung der jungen Frau wäre eine drastische Änderung ihres Essverhaltens und eine massive Reduktion des Zuckerkonsums. Je länger der Körper an den konstanten Konsum von Zucker gewöhnt ist, desto größer wird die Abhängigkeit davon. Es stellt sich ein Suchtverhalten ein, welches bei einer Änderung des Lebensstils berücksichtigt werden sollte.

Viele Klienten klagen darüber, dass ihre körperlichen Beschwerden immer nur auf der linken oder nur auf der rechten Körperhälfte auftreten. Sie sehen bei diesen einseitigen Beschwerden einen Zusammenhang mit ihrem weiblichen oder männlichen Wesensanteil. Diese Sichtweise entspricht nicht meinen Erfahrungen. Nur linksseitig auftretende körperliche Beschwerden sehe ich vor allem bei einem geschwächten Verdauungssystem; nur rechtsseitig auftretende Störungen bei einer energetischen Beeinträchtigung der Leberfunktion. Die feinstoffliche Leberfunktion wird zum Teil durch Stress und emotionale Faktoren wie Wut und Ärger gestört. Die Verdauungsfunktion, also die feinstoffliche Milzfunktion, wird größtenteils durch Fehlernährung oder eine sorgenvolle Lebenshaltung geschwächt.

Dieses Erklärungsmodell ist sehr vereinfacht. In der Praxis bestätigt sich dieses Modell aber häufig, und es verhilft den Klienten manchmal zu einem besseren Verständnis. Lunge, Nieren und das Herz können energetisch geschwächt oder überreizt sein. Beim Herzen und der Lunge gibt es meistens eine emotionale Ebene im feinstofflichen Ungleichgewicht. Es liegt dann am Behandler, dass er diese Ebene in seiner Wahrnehmung differenzieren kann.

Die Voraussetzungen, um sich dem Geistigen Heilen zu widmen

Die Selbstheilung

Wenn man sich mit dem Geistigen Heilen auseinanderzusetzen beginnt, kommt man nicht darum herum, sich mit seiner persönlichen Entwicklung und seinem inneren Reifeprozess zu beschäftigen. In der therapeutischen Arbeit begegne ich immer wieder Menschen, die therapeutisch arbeiten, aber dabei vergessen, dass auch sie selbst sich weiterentwickeln sollten. Ein Therapeut oder Heiler, der sich mit seinen Schwächen auseinandersetzt und selbst Krankheiten erlebt hat, entwickelt ein tieferes Verständnis für die Themen und Schwierigkeiten seiner Klienten.

Über viele Jahre behandelte ich Menschen mit Rückenschmerzen. Einige von ihnen konnten sich aufgrund ihrer Schmerzen kaum auf die Behandlungsliege begeben. Erst nachdem ich selbst einen Bandscheibenvorfall erlitt, konnte ich die Schmerzen meiner Klienten wirklich nachvollziehen. Ich konnte mich damals über vier Wochen kaum mehr bewegen. Bücken war völlig ausgeschlossen, und ich musste mir eine lange Greifhilfe kaufen, um Gegenstände vom Boden aufzuheben. Oftmals war es wie verhext. Normalerweise fällt mir selten etwas auf den Boden. In dieser Zeit aber, als ich mich nicht mehr bücken konnte, fielen mir regelmäßig Gegenstände herunter. Einmal, als ich mich nach einer Behandlung durch den Chiropraktiker kaum mehr bewegen konnte und in mein Auto einsteigen wollte, fiel mir mein Autoschlüssel unter mein Fahrzeug. Ich benötigte etwa dreißig

Minuten, bis ich die Schlüssel unter dem Wagen hervorgezogen hatte und abfahren konnte.

Beim Arzt war es mir vor lauter Schmerzen nicht möglich, mich auf die Behandlungsliege zu legen, und im Einkaufszentrum musste ich während einer Schmerzattacke manchmal eine Stunde an einem Regal regungslos verharren, bis die Schmerzen abklangen und ich mich wieder bewegen konnte. Zum Glück konnte ich mit der Unterstützung meiner Frau, der Behandlung meines Ayurveda-Arztes und durch tägliches Training sowie regelmäßige Selbstheilungsübungen meine Beschwerden, ohne einen operativen Eingriff, wieder in den Griff bekommen. Ich benötigte aber drei bis vier Jahre Geduld und Ausdauer, bis ich wieder völlig beschwerdefrei war. Durch solche einschneidenden Lebensereignisse werden wir wieder auf unseren Weg zurückgeführt – oder wir schlagen einen neuen ein.

Auch für mich war meine Krankheit im Alter von vierundzwanzig Jahren ein Einschnitt in meinem Leben, welcher dazu führte, einen neuen Weg einzuschlagen. Nebst meiner therapeutischen Ausbildungen und meinem Weg zum Geistigen Heilen fokussierte ich mich auch stark auf meine persönliche Entwicklung und auf meine Selbstheilung.

In den Siebziger- und Achtzigerjahren wurden viele neue körperorientierte therapeutische Methoden bekannt. Zur Selbsterfahrung und um ein besseres Verständnis für die Ursachen meines Pankreastumor zu erlangen, nahm ich an einer regelmäßigen Ausbildungsgruppe in Bioenergetik nach Alexander Lowen teil. Die Bioenergetische Arbeit geht davon aus, dass sich traumatische Erfahrungen in Form von blockierter Lebensenergie im Körper manifestieren. Diese führen zu einer eingeschränkten Beweglichkeit des Körpers, einer flachen Atmung und einer mangelnden Lebendigkeit im Ausdruck.

In der Gruppe ging es darum, durch Körperübungen die blockierten Energien freizusetzen und dadurch einen Zugang zu unterdrückten

Gefühlen zu bekommen und diese erneut zu durchleben. Diese Wochenenden waren immer sehr aufwühlend und emotional. In diesen Jahren nahm ich auch Einzelsitzungen im Holotropen Atmen nach Stanislav Grof. Diese Atemsitzungen dauerten zwei bis drei Stunden. Es handelte sich dabei um eine Hyperventilationstechnik mit einer rhythmischen Begleitmusik. Ziel dieser Atemmethode war es, in einen Erfahrungsbereich zu gelangen, welcher dem Bewusstsein im Allgemeinen nicht zugänglich ist. Dadurch sollten unzureichend integrierte Anteile der Persönlichkeit wieder dem Ganzen zugeführt werden. Auch diese Arbeit war aufwühlend und emotional.

In dieser Zeit begegnete ich meiner Atemlehrerin Leonore, die mich zehn Jahre lang begleitete. In ihrer Arbeit ging es um die Zentrierung im Hara, der wahren Mitte des Menschen. Diese Form der Selbsterfahrung war im Gegensatz zu den anderen Selbsterfahrungsmethoden, die ich bis dahin gemacht hatte, weniger aufwühlend und emotional. Ich spürte von Anfang an, dass eine Veränderung in meinem Wesenskern stattfand. Sich im Hara zu zentrieren, erfordert gleichzeitig, das Ego loszulassen. Erst wenn dies gelingt, können wir uns im Hara richtig verankern und uns dieser Kraft auch bewusst werden. Erstaunlicherweise fühlte ich mich durch die regelmäßige Atemarbeit mit dem bewussten Verankern im Hara und der daraus entstandenen inneren Sammlung viel besser und ausgeglichener.

Rückblickend denke ich, dass die bewusste und stille Form dieser Körperarbeit, welche viele Aspekte der Meditation beinhaltet, größere Veränderungen in mir bewirkten als die intensiven und sehr emotional aufwühlenden Formen. Das bewusste Erfahren der inneren Prozesse in einer ruhigen Form hat für mich viel mit Akzeptanz zu tun. Eine Geisteshaltung, welche die Grundlage zur Selbstheilung bedeutet. In der stillen inneren Betrachtung, dem Zulassen und Loslassen, kann die Lebensenergie wieder frei fließen, und dadurch können die Selbstheilungsprozesse wieder aktiviert werden.

Die körperorientierte Psychotherapie kann aus meiner Sicht als Intervention hilfreich sein, um Angestautes oder Verdrängtes wieder an die Oberfläche zu bringen und einen Durchbruch zu erlangen. Die emotionalen Wogen sollten aber in ein stilles Gewässer überführt werden, damit die Selbstheilungskräfte freigesetzt werden können. Sich über längere Zeit nur ausschließlich auf der emotionalen Selbsterfahrungsebene zu bewegen, schwächt langfristig die Lebenskraft eines Menschen.

In meinem therapeutischen Alltag erlebe ich dies oft. Es gibt Klienten, die sämtliche Lebensprobleme auf ihre schlechte Kindheit oder ihre Eltern schieben. Sie verharren in einem inneren Widerstand und verlieren dadurch ihre Lebenskraft. Besonders bedauerlich ist es, wenn ich ältere Klienten sehe, die immer noch in dieser Spirale festhängen. Das Leben geht für jeden von uns vorüber, und ich finde es schade, dass wir uns dem Geschenk des Lebens gegenüber nicht dankbar verhalten und ständig mit unserem Schicksal und unserer Vergangenheit hadern. Erfahrungen sind da, um zu reifen und unserer Persönlichkeit den Feinschliff zu geben, damit der Rohdiamant, als der wir geboren wurden, am Lebensende glänzend und geschliffen wieder in die geistige Welt zurückgehen kann.

Der Selbstheilungsprozess kann durch eine Verhaltensänderung unterstützt werden. Um seine Energie wieder aufzubauen, ist es wichtig, dass man sich genügend Ruhezeiten im Alltag einräumt. Seit vierzig Jahren mache ich jeden Mittag einen kurzen Power Nap. Dies bewirkt, dass sich die feinstoffliche Milzfunktion regenerieren kann und mein Energieniveau sich wieder erhöht. Regelmäßiger und genügend Schlaf ist eine Voraussetzung für die Bildung der Grundsubstanzen von Chi und Blut des Menschen. Angemessene Bewegung und ein gutes soziales Umfeld sowie eine Wohnsituation, in der wir uns wohlfühlen, unterstützen unsere Selbstheilungsprozesse.

Du bist, was du isst! Unsere tägliche Nahrung ist ein wichtiger Faktor im Prozess der Selbstheilung. Ich bin der Auffassung, dass eine intelligente und auf die Konstitution eines Menschen ausgerichtete hochwertige Ernährung auf viele Krankheiten vorbeugend wirken oder einen Menschen in seiner Selbstheilung optimal unterstützen kann.

Selbstheilung kann aber auch direkt ausgeführt werden. Wir vergessen oft, dass der Mensch ein feinstoffliches Wesen ist, welches die Fähigkeit besitzt, Energie aufzunehmen, zu transformieren und wieder weiterzugeben. Wir können dies über unsere Gedanken tun. Es ist aber auch möglich, dass wir die Energie über unsere Hände direkt auf uns selbst übertragen. Geistige Heilung ist nicht nur eine Möglichkeit, anderen Menschen oder Tieren zu helfen. Wir können über das Geistige Heilen auch bei uns die Hände auflegen, um unsere Selbstheilungskräfte zu stärken. Ich praktiziere diese Methode seit Jahren und kuriere so meine kleinen „Zipperleins“, welche ich mir ab und zu beim Sport zuziehe. Wenn es mir wieder einmal im Knie oder im Fußgelenk zwickt und ich einen Gang zurückschalten muss, dann lege ich mir regelmäßig selbst die Hand auf.

Eine Selbstheilungsübung

Nimm eine entspannte Ausgangsstellung im Sitzen oder Liegen ein.

Mit geschlossenen Augen lenkst du deinen Blick nach innen in Richtung Hinterkopf.

Du gleitest mit deinem inneren Auge langsam die Wirbelsäule entlang in Richtung Becken.

Mache dir dein Becken bewusst und betrachte einen Moment deine Atmung.

Verbinde dich mit der Erde und lasse die Kraft der Erde in dich einfließen, so wirst du dir der Unterstützung, welche du von der Erde bekommst, bewusst.

Lenke die Energie aus deinem Becken, deinem Hara, in deine Hände und stelle dir vor, wie diese Kraft aus deinen Händen strömt.

Lenke deine Wahrnehmung in dein Herz und stelle dir dein Herz als Blume vor, die sich öffnet und mit der Liebe des universellen Heilungsfeldes verbindet.

Du siehst, wie die Liebe des Heilungsfeldes in dein geistiges Herz strömt und lenkst dieses Licht in deine Hände.

Bringe deine Hände in eine Position, als wenn sie einen Fußball halten würden.

Du stellst dir vor, wie das Licht aus deinem Herz-Zentrum und deinem Becken über die Arme in deine Hände fließt.

Deine Hände werden lebendig, und du spürst, wie das Licht aus deinen Händen strömt und sich der Raum zwischen deinen Händen füllt und einen feinstofflichen Lichtball bildet.

Du lenkst deine Aufmerksamkeit auf dein Scheitel-Zentrum und visualisierst einen Lichtstrahl, welcher von oben in dein Scheitel-Zentrum einströmt.

Du siehst mit deinem inneren Auge, wie das Licht aus dem Scheitel-Zentrum nach unten in dein Herz-Zentrum einströmt und sich mit der Kraft aus deinem Becken und der Liebe in deinem Herzen verbindet und durch deine Hände strömt.

Der Lichtball zwischen deinen Händen wird genährt und immer intensiver.

Du bleibst so lange in dieser Verbindung, bis du das Gefühl bekommst, dass du die Energie zwischen deinen Händen abgeben möchtest.

Dann legst du die Hände langsam auf eine bedürftige oder schmerzhafte Körperstelle und visualisierst, wie der Lichtball zwischen deinen Händen an dieser Stelle deinen Körper durchflutet.

Versuche, dich dabei völlig zu entspannen und über dein Herz in die geschwächte Körperstelle hineinzufühlen.

Deine Hände umarmen die Körperstelle und schenken ihr deine Liebe aus dem Herzen und das Licht aus dem universellen und göttlichen Licht, welches in dein Scheitel-Zentrum einströmt; sowie die Kraft aus deinem Becken und von Mutter Erde.

So bleibst du einige Minuten in dieser Verbindung und vertraust auf die Hilfe, die du erhältst.

Wenn du diese Übung täglich machst, wirst du mit der Zeit wahrnehmen, dass du deinen Selbstheilungsprozess unterstützen darfst.

Im Selbstheilungsprozess verbinden wir uns mit dem universellen Heilungsfeld und lassen es in uns wirken. Wir sind dabei kein unabhängiges System, sondern wir verbinden uns wieder mit den heilenden Kräften des Universums. Krankheit entsteht im weitesten Sinne dadurch, dass wir uns als Individuum betrachten, welches selbstständig und als energetisch autarkes System funktioniert. Wir haben ein starkes Bestreben nach Unabhängigkeit, Selbstverwirklichung und Selbstbestimmung. In Coaching-Seminaren wird uns vermittelt, dass wir uns unserer Kraft bewusst werden sollten, damit wir unabhängig werden und aus dieser Kraft schöpfen können.

Aus der feinstofflichen Perspektive gibt es aber keine eigene Kraft oder Kraftquelle im Menschen. Die Kraftquelle liegt außerhalb. Der Mensch wird über seine Energiezentren von einer universellen, schöpferischen Lebenskraft genährt und getragen. Diese ist die Quelle für die physische, seelische und geistige Existenz des Menschen. Ohne diese göttliche Kraft existieren wir nicht. Wenn wir uns durch ein übermäßiges Ego von dieser Lebenskraft ausschließen, werden wir von den Kräften der Schöpfung nicht mehr genügend unterstützt und erkranken.

Selbstheilung beginnt mit der Akzeptanz dessen, was ist. Sie beginnt dann, wenn man ruhig wird und in die Stille kommt. Wenn es in uns ruhig wird, wird auch das Ego ruhig, und eine große Last fällt von den Schultern. In dieser Ruhe verbinden wir uns wieder mit den schöpferischen Kräften des Universums, und unsere seelische Intelligenz kann erneut erwachen.

Seelische Intelligenz bedeutet, dass wir wieder beginnen, unserer Intuition zu folgen. Unsere Intuition ist die Sprache der schöpferischen göttlichen Kraft, welche uns führt und die Grundlage unseres Lebens bestimmt.

Unser Intellekt ist die Sprache unseres Egos. Er hilft uns zu unterscheiden, abzuwägen und einzuordnen. Die wahren Entscheidungen, welche für unsere Leben und unseren Selbstheilungsprozess bedeutsam sind, sollten wir nicht mit dem Intellekt, sondern mit der Sprache der Seele, unserer Intuition, fällen. Obwohl ein gut ausgebildeter Intellekt im Leben sehr hilfreich sein kann, bleibt dieser aber immer limitiert. Unser Intellekt kann eine Gesamtsituation nie vollumfänglich erfassen. Der Intellekt eines Menschen wird limitiert durch die begrenzten Erfahrungen seines Egos. Unsere Intuition hingegen ist eine Verbindung zu einem Wissen, welches weit über das Ego hinausgeht. Wenn wir beginnen, Vertrauen in unsere Intuition aufzubauen und unsere Handlungen durch unsere Intuition leiten zu lassen, dann sind wir auf dem Weg der Selbstheilung angelangt.

Vertrauen

Am Anfang fehlt den meisten meiner Kursteilnehmer das Vertrauen in ihre Fähigkeiten. Ein Mangel an Vertrauen bedeutet für mich auch einen Mangel an Vertrauen in die geistige Welt und in die schöpferischen Kräfte, die das Leben ermöglichen. Ich habe mich lange Jahre mit dem geistigen Familienstellen nach Bert Hellinger beschäftigt und an vielen seiner Seminare teilgenommen. In meinem ersten Buch habe ich ein Kapitel über das geistige Familienstellen verfasst. Wenn ich über das Thema Vertrauen schreibe, komme ich nicht darum herum, über die Mutter-Beziehung zu schreiben.

In meiner persönlichen Lebensgeschichte musste ich mich immer wieder meinen eigenen Ängsten stellen. Jeder Mensch hat seine persönlichen Ängste. Die meisten Ängste haben mit einem Mangel an Urvertrauen zu tun. Obwohl ich schon früh in meinem Leben mit dem Thema Krankheit konfrontiert wurde, hatte ich in diesem Bereich immer das nötige Vertrauen. Meine Urängste fanden auf einer anderen Ebene statt. Unabhängig ob ich gut oder schlecht verdiente, litt ich immer wieder unter finanziellen Ängsten. Obwohl meine Praxis in all den Jahren immer gut besucht war, gab es viele Momente, in denen ich Angst davor hatte, dass es finanziell nicht reichen würde. In einer Übung bei einem der Seminare im Familienstellen wurde mir bewusst, dass ich schon in frühester Kindheit die existenziellen Ängste meiner Mutter übernommen hatte.

Mein Vater war dreiundzwanzig Jahre alt und meine Mutter einundzwanzig, als ich auf die Welt kam. Mein Vater wuchs in einem katholischen Gebiet auf dem Land auf. Er verließ mit achtzehn Jahren das Gymnasium und begann in einer Maschinenfabrik in Zürich als ungelernter Hilfsarbeiter in der Gießerei zu arbeiten. Meine Mutter stammte aus einer kinderreichen Familie und wurde aus finanziellen Gründen als Kleinkind für einige Jahre zu Verwandten auf einen Bauernhof im Emmental abgegeben. Als sie wieder in die Familie zurückkam, war sie für ihre Eltern und ihre Geschwister eine Fremde. Als fünfzehnjähriges Mädchen musste sie wieder von zu Hause weg. Da die finanziellen Möglichkeiten fehlten, durfte sie keine Berufslehre absolvieren. Ihr älterer Bruder war in der französischen Schweiz verheiratet und hatte Kinder. Für die Eltern meiner Mutter war es das einfachste, sie als Kindermädchen zu ihrem Bruder zu schicken. Mit neunzehn Jahren kam sie nach Zürich und arbeitete als Hausangestellte bei einer älteren Dame. Ihre gesamte Jugend war geprägt von Unsicherheit und Angst, bevor sie meinem Vater in Zürich begegnete. Ihre Schwangerschaft war geprägt von Existenzangst und Unsicherheit. Die Eltern meines Vaters waren streng katholisch und nicht sehr erfreut über ihre neue Schwiegertochter, und meine Eltern hatten eine ungünstige finanzielle Ausgangslage, um eine Familie zu gründen. Nach meiner Geburt lebten wir für eine kurze Zeit zu dritt bei Freunden meiner Eltern in einem Zimmer in Untermiete, bevor sie sich eine kleine Zwei-Zimmer-Wohnung leisten konnten.

In jenem Familienstellen-Seminar wurde mir bewusst, dass ich schon im Mutterleib durch die Ängste meiner Mutter vorgeprägt wurde. Diese Vorprägung beeinflusste auch meine Jugend. Ich fühlte mich oft sehr unsicher und hatte wenig Selbstvertrauen. Erst als ich begann, intensiv Sport zu treiben, wurde ich selbstsicherer. Das Gefühl, so richtig im Leben angekommen zu sein, bekam ich erst, als ich mich mit dem Geistigen Heilen und anderen Selbsterfahrungs- und therapeutischen Methoden auseinandersetzte. Durch die Heilungsarbeit und die Atemarbeit begann sich Vertrauen in das Leben langsam aufzubauen. Die finanziellen Grundängste begleiteten mich aber über lange Jahre.

Die Besuche der Seminare von Bert Hellinger brachten mich ein großes Stück in diesem Lebensthema weiter. Anerkennen, was ist und zu begreifen, dass alles so richtig ist, wie es ist, halfen mir, gelassener mit meinen Ängsten umzugehen. Besonders die Seminare mit dem Thema „Mutterbeziehung" waren für mich ein großer Schritt, um mich aus diesen Prägungen zu lösen. Die Mutter steht stellvertretend für das Leben. Durch sie sind wir in das Leben gekommen, und die Eltern haben uns dieses Leben ermöglicht. Die Anerkennung und Achtung der Mutter und des Vaters hilft uns, im Leben Fuß zu fassen und mit Vertrauen unser Leben zu leben.

Wenn wir das Glück im Leben nicht finden und immer wieder das Gefühl haben, zu scheitern und uns unsicher fühlen, dann liegt die Ursache oft in der Beziehung zu unserer Mutter. Oft haben wir Bilder von unserer Mutter. Wir sehen sie aus unserer Perspektive als Kind. Wir haben das Gefühl, dass diese Bilder richtig und stimmig sind für uns und werten über unsere Mutter.

Bert Hellinger lebte einige Jahre in Afrika. In einem Seminar sprach er über die Beziehung der Zulus zu ihren Eltern und Ahnen:

„Für die Zulus ist das höchste Gut das Leben,
und dieses kommt durch die Eltern."

Bert Hellinger hat in all den Jahren in Afrika nie jemanden getroffen, der abfällig über die Eltern gesprochen hätte. Leider begegne ich in unserem Kulturkreis immer häufiger jungen Menschen, die abfällig über ihre Eltern sprechen. Die Abwendung und Missachtung der Eltern hat einen Einfluss auf den Lebensverlauf eines Menschen. Er schneidet sich von seinen Wurzeln ab und schränkt seine Lebenskraft ein. Oft haben wir unserer Mutter gegenüber das Gefühl, dass sie uns zu wenig gegeben habe: „More is not enough." Wie können wir dieses Gefühl umwandeln? Die folgende Übung ist eine hilfreiche Möglichkeit.

Übung „Mutterbeziehung"

Stelle dir deine Mutter vor.

Stelle dir vor, wie du dich an den Platz der Mutter stellst, und schaue aus der Sicht der Mutter auf dich als Kind.

Versuche, all die Hindernisse und Schwierigkeiten zu spüren, die sie hatte, und lasse sie auf dich wirken.

Erschaue dich wieder selber und nimm deine Mutter so in dein Herz, wie sie ist, und lächle ihr zu.

Du kannst die gleiche Übung mit deinem Vater machen.

Ein hilfreicher Satz zur Umwandlung von „more is not enough" könnte lauten:
„Unsere Mutter wurde unsere Mutter, weil sie in den Dienst genommen wurde, unsere Mutter zu sein."

Übung „Eltern"
Oft bleibt ein Elternteil im Hintergrund.

Nachdem du die Übung mit deiner Mutter und deinem Vater gemacht hast, schließe die Augen und erblicke deine Eltern vor dir.

Du wartest, bis sie auf gleicher Höhe sind.

Sie schauen sich liebend an.

Betrachte deine Eltern als liebevolle Eltern und fühle, wie es dir dabei geht.

Bei dieser Übung geht es darum, unseren Eltern gleichermaßen Anerkennung zu schenken. Unabhängig von unserer subjektiven Wahrnehmung. Beide Elternteile wirken zu gleichen Teilen in uns. Erkennen wir dies, finden wir inneren Frieden.

Übung zur Lösung der Prägungen durch unsere Mutter

Schließe deine Augen und gehe in deiner Erinnerung langsam zurück.

Du siehst dich als Jugendlicher, als Kleinkind, als Säugling und als ungeborenes Kind in der Schwangerschaft.

Du gehst langsam die neun Monate der Schwangerschaft zurück und schaust dir die Gefühle deiner Mutter an.

Du gehst weiter zurück an den Ort, an dem du warst, bevor du gezeugt wurdest.

Du betrachtest deine Eltern von diesem Ort aus und spürst dich in deiner Ganzheit.

In diesem Zustand bleibst du einige Minuten.
Dann spürst du den Sog zu deiner Mutter, welcher durch die

Zeugung entstanden ist, und du nimmst dich wieder im Bauch deiner Mutter wahr.

Du gehst durch die Monate der Schwangerschaft und siehst dich als Säugling in den Armen deiner Mutter.

Du spürst und siehst die Liebe deiner Mutter, wenn sie dich in den Armen hält.

Du nimmst die Gefühle deiner Mutter, die DU gespürt hast, dankend an.

Diese Gefühle sind eine wichtige Erfahrung in unserem Leben, und wir danken in Liebe für diese Erfahrung.

Geistiges Heilen ist keine Technik

Vertrauen in die Heilungsarbeit gewinnt man, indem man den Mut fasst, mit dem Geistigen Heilen zu beginnen. Je tiefer du in das Geistige Heilen eintauchst, desto stärker wird die Verbindung zum universellen Heilungsfeld und zu den geistigen Helfern. In den Kursen vermittele ich ein Basiswissen im Geistigen Heilen und biete einen geschützten Rahmen, damit die Teilnehmer sich gegenseitig behandeln und Vertrauen in ihre Möglichkeiten gewinnen können.

Das Geistige Heilen ist keine therapeutische Technik. Die korrekte Anwendung einer Technik gibt einem Therapeuten eine gewisse Sicherheit in der Behandlung mit Klienten. Im Geistigen Heilen vertraut man keiner Technik, sondern man vertraut auf seine geistigen Helfer und die Intelligenz des universellen Heilungsfeldes. Wenn sich das Vertrauen in die geistige Welt vertieft, kann sich die Unterstützung aus den heilenden Ebenen freier entfalten.

Die Erwartungen und Hoffnungen der Klienten in den Erfolg einer Heilbehandlung sind oft sehr hoch. Es ist nicht immer einfach, diesem Erwartungsdruck standzuhalten. Wenn wir mit der Heilungsarbeit noch am Anfang stehen, kann dieser Druck ein Hindernis für das Geistige Heilen sein. Es ist daher wichtig, dass der Behandler sich immer wieder bewusst macht, dass er nur als Instrument dient und nicht selbst die Heilung bewirkt. Wenn sich die ersten Heilerfolge einstellen, ist dies ein Geschenk. Oft wächst mit den Behandlungserfolgen auch das Ego des Behandlers. Wenn das Ego zu groß wird, kann dies die harmonischen Kräfte aus der geistigen Welt beeinträchtigen. Es ist daher wichtig, sich immer wieder bewusst zu machen, dass man sich als Heiler in den Dienst stellt und nicht aus dem Ego heraus wirkt.

Die Heilungsarbeit ist ein ständiger Prozess, welcher nie zu Ende ist. Je stärker das Vertrauen in die universelle oder göttliche Kraft wird, desto mehr verstärkt sich das Heilungspotenzial eines Heilers. Gleichzeitig mit dem Vertrauen sollte ein Behandler auch im Umgang mit seinen persönlichen Herausforderungen reifen und seine Lebensführung in eine dem Leben zugewandte Form bringen. Der persönliche Reifeprozess eines Behandlers macht ihn als Gefäß für die geistige Welt lichter und durchlässiger.

Die innere Sammlung

In einer gesammelten Haltung können wir uns mit dem universellen Heilungsfeld und unseren geistigen Helfern verbinden. Wie aber gelingt es uns, in einer gesammelten Haltung zu leben?

Sammlung entsteht durch das Leben im Augenblick, und das Leben im Augenblick entsteht durch unser Bewusstsein. Wenn wir unaufhörlich nachdenken und uns über unsere Zukunft sorgen oder in unserer Vergangenheit hängen bleiben, verpassen wir den Augenblick. Das Leben im Augenblick entsteht durch die bewusste Wahrnehmung unserer Umgebung und von uns selbst. Die Wahrnehmung kommt aus der Haltung des Betrachtens, und Betrachtung ist ein Vorgang ohne Absicht.

Man kann nicht gleichzeitig wahrnehmen und sich in Gedanken in der Vergangenheit oder in der Zukunft befinden. Wir betrachten unsere Umgebung ohne Absicht. Wir nehmen die Eindrücke mit allen Sinnesorganen in uns auf. Wir folgen unserer Atembewegung, fühlen den Körper, das Rauschen des Blutstromes in den Ohren, die Körperwärme oder die Spannung unserer Muskulatur. Die Betrachtung geschieht ohne Interpretation.

Meine Atemlehrerin sprach immer davon, dass durch die Betrachtung der Atmung, mit einem gleichzeitigen Prozess des Loslassens, die verschiedenen Ebenen in uns wieder getrennt und geordnet würden. Durch das ständige Denken und Sorgen über alles, entsteht ein Gemisch von Gedanken und Gefühlen, welches einen negativen Einfluss auf unseren Körper hat. Wenn wir tagsüber ab und zu die Aufmerksamkeit für einige Minuten auf die Atmung lenken und die Atembewegung betrachten, ohne zu interpretieren und zu werten, werden wir ruhig und gesammelt. Ein ruhiger Geist und eine ausgeglichene Gefühlsebene haben eine positive und gesundheitsfördernde Wirkung auf unseren Körper und ergeben die Grundhaltung für das Geistige Heilen.

Um mich mit der Bewegung des universellen Heilungsfeldes zu verbinden, lenke ich meine Aufmerksamkeit mehrere Male pro Tag auf mein Scheitel-Zentrum und visualisiere, wie ein göttliches Licht in mein Scheitel-Zentrum einströmt und mich mit dieser Liebe verbindet. Wenn du diesen Vorgang öfters wiederholst, wirst du wahrnehmen, dass du dir dieses einströmende Licht nicht mehr visualisieren musst. Die Verbindung zum universellen Lichtstrom ist immer vorhanden. Indem du dein Bewusstsein auf dieses Licht lenkst, wirst du zum Betrachter und siehst, wie es von oben in dich einströmt und dich erfüllt.

In dieser unruhigen Zeit sind viele Menschen verunsichert und verängstigt. Diese Gefühle erzeugen ein feinstoffliches Feld, welches auf alle Menschen wirkt. Besonders unser Sonnengeflecht wird dadurch beeinträchtigt, und es wird schwieriger, ein emotionales Gleichgewicht zu bewahren und in Gedanken klar und fokussiert zu bleiben. Aus diesem Grund ist es wichtig, sich regelmäßig an seine geistigen Wurzeln anzubinden. Wenn ich mich mit dem Scheitel-Zentrum verbunden habe, lenke ich mein Bewusstsein für einige Atemzüge auf mein Hara und verbinde mich danach mit der Erde. Ich stelle mir dabei vor, wie die Energie der Erde mich umhüllt und schützt und das Licht, welches in mein Scheitel-Zentrum strömt, mich durchdringt und in jede Zelle meines Körpers einströmt. So werde ich von „Himmel und Erde“ unterstützt und kann mich aus dem niedrig schwingenden Feld der Angst lösen.

Mithilfe dieser Übung behalte ich die Nadel meines geistigen Kompasses im Auge und kann mich immer wieder nach ihr ausrichten. Es hilft, wenn man sich zusätzlich zum Meditieren auch tagsüber regelmäßig mit den schöpferischen Kräften verbindet. Unser Bewusstsein kann innerhalb von Sekunden auf eine andere Wahrnehmungsebene wechseln. Dazu muss man nicht jedes Mal lange meditieren und sich zurückziehen.

Das persönliche Energiepotenzial

Für einen angehenden Heiler ist es wichtig, dass er sein Energiepotenzial auf der physischen Ebene kennt. Nicht jeder Mensch verfügt über die gleichen energetischen Ressourcen. Diese sind abhängig von der Lebensführung und dem Energiepotenzial, mit dem wir geboren wurden.

Der Umgang mit Krankheiten kann vermehrt Kraft kosten. Gerade zu Beginn einer Laufbahn als Heiler, wenn das Vertrauen noch nicht gefestigt ist, verbrauchen wir mehr persönliche Energie in den Behandlungen. Ein geübter Heiler kann sich leichter fokussieren und bleibt auch in schwierigen und anforderungsreichen Behandlungssituationen gelassen und im Vertrauen. Diese Grundhaltung ist die Voraussetzung, mit seinen geistigen Helfern zu arbeiten oder sich auf das universelle Heilungsfeld einzustimmen. Sie schützt vor Energieverlust, da der Heiler als Kanal wirkt und nicht über seine persönliche Energie arbeitet.

Seine persönlichen Grenzen zu kennen und diese auch einzuhalten, ist keine leichte Aufgabe, und man sollte sie ernst nehmen. Der Wunsch, anderen Menschen zu helfen, darf nicht dazu führen, dass man seine physischen Grenzen missachtet. Wenn man sich überfordert und dabei krank wird, kann man niemanden mehr unterstützen. Wenn Menschen in Not sind und sich an uns wenden, kann es immer wieder einmal vorkommen, dass man sich kurzfristig über seine Grenzen hinwegsetzt. Das sollte aber nicht zur Regel werden. Ich arbeite seit fast vierzig Jahren als Therapeut und Heiler. Ich bin dankbar darüber, dass ich mit einem extrem hohen Energiepotenzial geboren wurde. Dadurch bin ich seit dreißig Jahren in der Lage, über fünf bis sechs Tage pro Woche, täglich acht bis neun Stunden, ohne allzu großen Energieverlust zu behandeln.

Trotzdem brauche ich meine Pausen tagsüber, um meine Batterien zu regenerieren. Meine wichtigste Auszeit nehme ich in der Mittagspause. Seit Jahren vollziehe ich das gleiche Ritual. Nach jedem Mittagessen mache ich einen Mittagsschlaf und oft eine kurze Atemübung, mit der ich meinen ätherischen Körper wieder auflade. Diese Zeit ist mir heilig. Bei Notfällen arbeite ich lieber am Abend etwas länger, als dass ich meine Mittagspause zur Verfügung stelle. Wenn ich abends nach Hause komme, ziehe ich mich für eine halbe Stunde in meinen Trainingsraum zurück, um mich über Yoga oder eine sportliche Aktivität vom Alltag zu lösen.

Diese Rituale sind für Menschen in der Heilungsarbeit wichtig, um gesund zu bleiben. Die Arbeit mit disharmonischen feinstofflichen Feldern erfordert ein gutes Bewusstsein für seine persönlichen Bedürfnisse und seine Gesundheit. Geistiges Heilen ist kein „nine to five Job“. Die Heilungsarbeit ist aber auch kein Eintritt in ein Kloster. Das Heilen wird zwar den Alltag prägen, aber das bedeutet nicht, dass man ein Leben in Askese führen muss. Es ist wichtig, dass man die Facetten seiner Persönlichkeit kennen lernt und diese in sein Leben integriert. Eine gewisse Disziplin ist Voraussetzung zum Geistigen

Heilen, aber zwanghafte Unterdrückung seiner Bedürfnisse ist für diese Arbeit nicht hilfreich. Durch die regelmäßige Einstimmung in das universelle Heilungsfeld findet automatisch eine Transformation statt, und man spürt, wenn sich gewisse Verhaltensmuster mit dem Heilen nicht mehr vereinbaren lassen. Das Heilungsfeld ist wie ein Fluss, welcher einen Stein langsam abschleift. Meine therapeutischen Lehrjahre waren geprägt von Glaubenssätzen und Dogmen. Neben meiner Passion für das Geistige Heilen liebe ich es, verschiedene Sportarten und Bewegungsformen zu praktizieren. Die meisten Sportarten, die ich ausübte, konnte ich gut mit meiner Leidenschaft für das Geistige Heilen vereinbaren.

Meine Mutter brachte mich schon sehr früh dazu, zum Judo zu gehen. Dies weckte in mir eine Faszination für den Kampfsport, die mich bis zum heutigen Tag begleitet. Mit sechzehn Jahren begann ich mit dem Karate-Training und wechselte danach ins Kickboxen. Noch heute bin ich trotz all der anderen Sportarten, die ich praktizierte, dem Kampfsport treu geblieben und trainiere noch immer regelmäßig.

Am Anfang meiner Heiler-Tätigkeit kamen mir darüber oft Zweifel. Ich hatte Gewissensbisse, meine Leidenschaft für den Kampfsport auszuüben, weil ich das Gefühl hatte, dass man als Heiler nur sanfte Sportarten praktizieren dürfe. Der Kampfsport half mir aber, meine Energien zu kanalisieren, und er war für mich ein Ventil, überschüssige oder angestaute Energie abzubauen. Mittlerweile konnte ich mich aus diesen Selbstzweifeln lösen und den Kampfsport gut mit meiner Tätigkeit als Heiler vereinbaren. Nicht *was* man tut, ist entscheidend, sondern die *Absicht*, welche hinter dem Tun steht, entscheidet über die Wahrhaftigkeit. Einen Kampfsport zu betreiben, widerspricht nicht der Ethik eines Heilers. Einen Kampfsport zu betreiben mit dem Hintergrund, Macht auszuüben und andere zu verletzen, hingegen schon.

Wenn man mit dem Geistigen Heilen beginnt, geht es nicht darum, ein Klischee zu erfüllen und sich „heilig" zu präsentieren. Man muss sich keinen Kristall um den Hals hängen oder eine weiße Tunika tragen, um ein Klischee zu erfüllen. Ebenfalls ist es nicht notwendig, ständig über seine Arbeit zu sprechen und sich gegenüber seinen Mitmenschen als Heiler zu präsentieren. Geistiges Heilen ist ein innerer Weg und kein Weg für das Ego oder zur Selbstdarstellung.

Unsere geistigen Helfer

Auch wenn wir uns dessen nicht bewusst sind, unsere geistigen Helfer sind ein Bestandteil unseres Lebens. Sie sind immer an unserer Seite und unterstützen uns in unserem Alltag. Bei Gefahrensituationen oder Unfällen, die für uns glimpflich abgelaufen sind, sprechen wir von Glück oder von einem guten Schutzengel, der uns in dieser Situation zur Seite gestanden hat. Ich habe in meinem Leben einige Situationen erlebt, in denen ich sicher war, dass ein Schutzengel mir zur Seite stand.

Auf meiner Palmblattreise wurde mir in der ersten Palmblatt-Bibliothek in Madras ein schwerer Unfall vorhergesagt. Das Angebot der Palmblattleser, für die Abschwächung meines Karmas gegen einen Geldbetrag zu beten, hatte ich abgelehnt. Der Unfall ereignete sich einige Monate nach meiner Rückkehr aus Indien. Ich war mit dem Auto unterwegs, mit meinen zwölfjährigen Sohn auf dem Beifahrersitz. Da unsere Familie gerne viel Platz hat, fuhr ich eine ältere Großraumlimousine. In einem Tunnel überholte ich einen Lastwagen. Während des Überholmanövers löste sich ein großes Stück Metall vom Lastwagen und prallte auf die Motorhaube. Wie durch eine unsichtbare schützende Hand, wurde das Metallstück nach oben abgelenkt. So flog es über die Windschutzscheibe und das Autodach, ohne weiteren Schaden anzurichten.

Zum Zeitpunkt des Aufpralls befand ich mich zwischen der Tunnelwand und dem Lastwagen. Ich hatte keine Möglichkeit auszuweichen und wäre bei einem Aufprall des Metallstücks in die Windschutzscheibe auf die Wand oder in den Lastwagen geprallt und schwer verletzt worden. Ich war mir sicher, dass die Größe des Wagens und das Eingreifen der Schutzengel verhinderten, dass das Metallteil direkt in der Windschutzscheibe landete. Am nächsten Tag brachte ich meinen Wagen zur Reparatur in die Garage. Der Garageninhaber war sehr erstaunt über den großen Blechschaden, welchen das Metallteil auf der Motorhaube meines Wagens hinterlassen hatte. Er meinte, wir hätten entweder großes Glück oder einen guten Schutzengel gehabt.

Wir haben das Gefühl, dass wir unsere Entscheidungen selbst treffen. Ich denke aber, dass wir uns auf einer unbewussten Ebene in einer ständigen Kommunikation mit unseren geistigen Helfern befinden. Der Dialog mit ihnen findet über unsere inneren Bilder und unsere Gedanken statt. Ich habe die Erfahrung gemacht, dass ich gerade in schwierigen Lebenssituationen Eingebungen erhalte, die einen Lösungsweg aufzeigen.

Diese Eingebungen kann jeder Mensch empfangen. Man muss den Raum schaffen, damit die Helfer zu uns durchdringen können. Wie man diesen Raum gestaltet, sollte jeder Mensch für sich herausfinden. Wenn ich in einer Situation festgefahren bin, ist es für mich besser, einen Spaziergang oder einen Waldlauf zu machen, anstatt zu meditieren. Die Bewegung hilft mir, dass mein Energiesystem nicht stagniert und ich in Gedanken abschalten kann. Sobald ich diesen Zustand erreicht habe, tauchen die hilfreichen Informationen in meinen Gedanken auf. Sie stammen von meinen unsichtbaren Wegbegleitern und helfen mir dabei, meinen Weg wieder zu finden. Im Geistigen Heilen erlebe ich die Unterstützung der geistigen Helfer direkt und sehr real. Die Helfer sind in jeder Behandlung präsent und unterstützen mich in meiner Arbeit, oder ich stelle mich in der Trance-Heilung als Kanal zur Verfügung.

Behandlungsvorbereitung und Einstimmung

Eine Heilbehandlung beginnt vor dem persönlichen Kontakt mit dem Klienten. In der Vorbereitungszeit für die Behandlung versetzt sich der Behandler in einen Entspannungszustand und stimmt sich bereits auf seinen Klienten ein. Durch die Einstimmung kann ein Heiler schon vor der Behandlung wichtige Informationen über einen Klienten empfangen.

Meine Frau sprach mit einer Bekannten über meinen Beruf. Diese wollte unbedingt ihren Lebenspartner zu mir in die Behandlung schicken und überredete ihn dazu, sich bei mir zu melden. Er litt unter langjährigen Wadenbeschwerden. Er meldete sich bei mir, und nach einigen Heilbehandlungen waren seine Beschwerden behoben. Am Ende der ersten Behandlungsserie legten wir eine längere Behandlungspause ein. Um sicherzugehen, dass es bei ihm keinen Rückfall gebe, vereinbarten wir nach dieser Pause nochmals einen Termin. Vor der Sitzung stimmte ich mich auf den Klienten ein und entschloss mich dazu, anstatt seiner Wadenbeschwerden seinen unteren Rücken zu behandeln.

Einige Tage nach seiner Sitzung traf meine Frau ihre Bekannte wieder. Diese erzählte ihr, dass ihr Lebenspartner vor der letzten Behandlung über Schmerzen im unteren Rücken geklagt hätte. Sie hätte ihm geraten, mich vor der Behandlung über seine Rückenschmerzen zu informieren. Ihr Lebenspartner blieb während sämtlicher Behandlungen immer sehr wortkarg. Wahrscheinlich wollte er seine Gewohnheiten nicht ändern, und so erzählte er mir vor der Behandlung nichts über seine Beschwerden. Am Abend danach äußerte er sich gegenüber seiner Partnerin sehr erstaunt über die Behandlung. Es war ihm schleierhaft, warum ich ausgerechnet dieses eine Mal seinen schmerzenden Rücken behandelt hätte. Er hätte mir gegenüber nichts darüber erwähnt.

Das Einstimmungsritual ist ein wichtiger Vorbereitungsprozess. Der Heiler empfängt Informationen über den Klienten, ohne dass dieser kommunizieren muss, was ihm fehlt. Gleichzeitig schult der Behandler durch das regelmäßige Praktizieren dieses Vorgangs seine Intuition und verstärkt den Kontakt zur geistigen Welt. Mit der Einstimmung baut man die Verbindung zum Heilungsfeld und zu den geistigen Helfern auf. Das universelle Heilungsfeld und die geistigen Helfer beginnen sich im Behandlungsraum zu manifestieren und schaffen dadurch eine optimale feinstoffliche Atmosphäre für die Behandlung.

Behandlung von chronisch kranken Patienten

Seit vielen Jahren begleite ich Klienten mit chronischen Leiden. Seit mehr als zehn Jahren behandele ich regelmäßig zwei Klienten mit der Diagnose Multiple Sklerose. Diese Krankheit verläuft oft in Schüben und kann einen schweren Verlauf haben. Vor der Aufnahme der Heilbehandlungen litten beide Klienten unter regelmäßig auftretenden Entzündungsschüben, und ihr Gesundheitszustand verschlechterte sich zunehmend. Nach dem Beginn der regelmäßigen Heilungssitzungen begann sich der Krankheitsverlauf bei beiden Klienten zu verlangsamen, und ihre Symptome wurden gemildert. Auch traten während dieser Zeit fast keine Entzündungsschübe mehr auf. Ein anderer Klient kommt schon seit mehr als fünfzehn Jahren regelmäßig in die Heilbehandlung. Er leidet an einer Form von Muskeldystrophie. Es handelt sich dabei um eine genbedingte Muskelerkrankung, welche zu Muskelschwäche führt, die sich mit der Zeit zunehmend verschlechtert. Durch die regelmäßige Behandlung konnte der Krankheitsverlauf verlangsamt werden, und der Klient war in der Lage, seinen Beruf bis zu seiner Pension auszuüben.

Das Begleiten von chronisch kranken Klienten ersetzt keine medizinische Behandlung. Die Behandlungen helfen aber, Nebenwirkungen von Medikamenten abzuschwächen und den Krankheitsverlauf zu besänftigen. Klienten mit chronischen Beschwerden müssen oft täglich Medikamente einnehmen. Dies schwächt ihr Immunsystem. Das Geistige Heilen ist eine sanfte und hervorragende Möglichkeit, die Selbstheilungskräfte dieser Klienten zu unterstützen. Im Gegensatz zu Behandlungen als Alternativmediziner setze ich mir beim Geistigen Heilen keine Behandlungsziele.

In jeder Heilungssitzung stelle ich mich stets neu in den Dienst des universellen Heilungsfeldes und meiner geistigen Helfer. Ich lasse mich durch die Behandlung führen. Es kommt vor, dass ich mir vor einer Behandlung den exakten Ablauf zurechtlege. Die geistige Welt richtet sich aber selten nach meinen Vorstellungen. Sie hat Zugang zu einem umfassenderen Wissen und sieht die größeren Zusammenhänge. Dies kann dazu führen, dass eine Behandlung völlig anders verläuft, als ich es geplant habe. Wichtig ist, nicht an seinen Vorstellungen festzuhalten und sich vollständig der Führung der geistigen Welt zu übergeben. Jedes Festhalten bedeutet, dass man der geistigen Welt Steine in den Weg legt. Nur wenn sich der Behandler ganz zurücknimmt, kann das universelle Heilungsfeld seine Wirkung entfalten und können die geistigen Helfer die Behandlung optimal unterstützen.

Behandlung vor und nach Operationen

Ein Behandler kann einen Klienten mit einer Heilbehandlung auf eine bevorstehende Operation vorbereiten. Diese Vorbereitung kann auf verschiedenen Ebenen erfolgen. Eine Heilbehandlung vor einer Operation erhöht die Lebensenergie des Klienten. Je vitaler ein Klient vor einer Operation ist, desto schneller erholt er sich von den Nachwirkungen der Operation. Ich habe schon bei vielen Klienten beobachtet, dass ein geschwächter Gesundheitszustand vor einer Operation den gesamten Genesungsprozess nach der Operation verlangsamt. Heilbehandlungen sind auch nach einer Operation sehr hilfreich. Falls der Klient um diese Unterstützung bittet, kann schon kurz nach der

Operation mit den Heilbehandlungen begonnen werden. Sie helfen, allfällige Schmerzen zu lindern und den Genesungsprozess zu beschleunigen. In England besuchen Heiler die Krankenhäuser, um dort zu praktizieren. In der Schweiz wird das Geistige Heilen leider noch verkannt und in eine okkulte Ecke gestellt. Eine Zusammenarbeit zwischen Ärzten, Therapeuten und Heilern ist ein Ideal von mir, und ich wünsche mir, dass ich diese Vision einmal realisieren kann.

Neben der direkten Heilung eines Klienten kann sich ein Heiler auch auf die geistige Welt einstimmen und für die Operation um Unterstützung aus der geistigen Welt bitten. Die Bitte um Heilung aus der geistigen Welt bei einer Operation ist nicht nur für den Klienten eine Unterstützung, sondern auch eine energetische Hilfestellung für das verantwortliche medizinische Personal. Ich bitte aber nicht nur die geistige Welt um Hilfe, sondern visualisiere mir eine Situation auch direkt. Dabei stelle ich mir die Situation zu dem Zeitpunkt, an dem sie sich ereignet, in einem heilenden Licht vor. Ich visualisiere dieses Licht in den Raum und auf alle beteiligten Personen. Diese Methode kann auf sämtliche Lebenssituationen angewendet werden.

Ich war immer wieder erstaunt darüber, wie sich schwierige Lebenssituationen zum Positiven wendeten, wenn ich mich im Voraus darauf einstimmte und die Situation in ein heilendes Licht hüllte. Dies galt für Prüfungen, die ich ablegen musste, Vorträge, die ich hielt, oder ein schwieriges Gespräch, welches ich führen musste. Die Bitte um Beistand aus der geistigen Welt für eine schwierige Lebenssituation ist eine Form der Fernheilung. Fernheilung wirkt nicht nur auf Mensch oder Tier, sondern kann auch gezielt für eine Situation eingesetzt werden. Die geistige Welt wirkt durch den harmonisierenden feinstofflichen Einfluss klärend und unterstützt die beteiligten Menschen in ihrer Lebensenergie.

In einer Ausbildungsgruppe hatte ich einen Kursteilnehmer, der sich am zweiten Kurstag bei mir telefonisch abmeldete. Seine Tochter erlitt in der Nacht zuvor einen Hirnschlag und wurde ins Krankenhaus eingeliefert. Sie lag auf der Intensivstation, als der Teilnehmer mit mir sprach, und ich bot ihm an, mit der gesamten Gruppe eine Fernheilung für seine Tochter durchzuführen. Wir praktizierten als Gruppe die nachfolgende Form der Fernheilung.

Einige Wochen nach dem Kurs informierte mich der Teilnehmer über den Verlauf und den aktuellen Gesundheitszustand seiner Tochter. Die ersten Prognosen nach dem Hirnschlag waren leider sehr schlecht. Für alle überraschend, erholte sich seine Tochter aber deutlich besser von diesem Ereignis, als ursprünglich erwartet wurde. Ihr Vater bedankte sich bei mir für die geistige Unterstützung, die wir als Gruppe für seine Tochter leisteten. Er war sich sicher, dass seine Tochter ohne die Fernheilung der Gruppe niemals eine solch schnelle Verbesserung in ihrem Gesundheitszustand erreicht hätte.

Die folgende Übung ist eine einfache Möglichkeit für eine Fernheilung:

Übung

Setze dich entspannt auf einen Stuhl.

Schreibe den Namen des Menschen, dem du die Fernheilung geben möchtest, auf einen Zettel und halte den Zettel zwischen deinen Handflächen.

Falls du ein Foto von ihm hast, dann halte das Foto zwischen deinen Handflächen.

Schließe deine Augen und lenke deine Aufmerksamkeit auf den Bereich hinter deinem Kopf.

Du richtest deinen Fokus auf den Raum hinter dir und wartest entspannt.

Du spürst, wie die Energie sich im Raum hinter dir aufbaut und dein geistiger Helfer näherkommt.

Vielleicht fühlt sich dein geistiger Helfer wie eine feinstoffliche Wolke an, die dich umhüllt.

Du hältst deinen Fokus so lange bei deinem geistigen Helfer, bis du spürst, wie er sich wieder von dir zurückzieht.

Die Fernbehandlung ist beendet, wenn du spürst, dass der Raum hinter dir sich wieder leer anfühlt.

Diese Fernbehandlungs-Methode ist einfach auszuführen und dauert zumeist nur wenige Minuten.

Behandlung von Akutpatienten

Die Behandlung von Akutpatienten erfolgt in der Regel in viel kürzeren Abständen als die Behandlung von Klienten mit einem chronischen Leiden. Bei einem akuten Verlauf ist es wichtig, gleich zu Beginn der auftretenden Störung häufig und intensiv zu behandeln. Am häufigsten sehe ich in der Praxis akute Störungen im Bewegungsapparat. Ein blockierter Nacken oder Rücken ist für die Klienten oft sehr schmerzhaft. In vielen Fällen handelt es sich dabei nicht um einen mechanischen Schaden, sondern die Klienten leiden schon über längere Zeit unter muskulären Verspannungen. Diese können durch eine Unachtsamkeit oder eine unkontrollierte Bewegung plötzlich massiv zunehmen und die gesamte betroffene Körperregion blockieren. In der Regel ist das Schmerzgeschehen in diesen Fällen größer als die Ursache. Aktuell wird infolge der Corona-Krise das Home-Office forciert. Viele Menschen sind zu Hause nicht gut eingerichtet und sind über Stunden in ergonomisch ungünstigen Arbeitspositionen. Als Folge behandele ich zunehmend Klienten mit akuten Schmerzen im Nackenbereich, Schultergürtel und Ellbogen. Intensive Heilbehandlungen sind bei diesen Fällen sehr wirksam und reduzieren die Beschwerden in kurzer Zeit. Damit der Behandlungserfolg konstant bleibt, sollten die Klienten darauf achten, ihre Arbeitshaltung zu verbessern.

Handelt es sich aber um einen mechanischen Schaden, wie zum Beispiel einen Bandscheibenvorfall, so dauert die Behandlung in der Regel mehrere Wochen und verlangt vom Heiler und vom Klienten viel Geduld. Immer wieder kommt es vor, dass Klienten in die Praxis kommen, bei denen die Schulmedizin ratlos ist und keine Unterstützung anbieten kann. In diesen Fällen ist es für den Behandler wie auch für den Klienten besonders erfreulich und oft wie ein Wunder, wenn durch die Heilbehandlungen eine Verbesserung erzielt werden kann.

In den letzten zwei Jahren behandelte ich drei Klienten mit der Diagnose „Morbus Sudeck“, auch CRPS-Syndrom genannt. Es handelt sich dabei vermutlich um eine Störung des autonomen Nervensystems, welche nach einer Operation oder einem Unfall auftreten kann. Das kann zum Beispiel ein verstauchtes Sprunggelenk, Handgelenk oder ein Knochenbruch sein. Die Symptome treten oft mehrere Wochen nach der ursprünglichen Verletzung auf, und am häufigsten sind die Arme und Beine betroffen. Dabei kommt es am Anfang zu Hautrötungen, Schwellungen, Schmerzen und Funktionseinschränkungen. In einem Folgestadium wird die betroffene Haut kühl und blass, und die betroffenen Gelenke können versteifen. Es können sich daraus chronische Beschwerden ergeben, welche den Klienten stark in seiner Lebensqualität einschränken.

Bei allen drei Klienten war das ätherische feinstoffliche Feld im verletzten Gebiet deutlich abgeschwächt. Es fehlte dadurch die Lebenskraft zur Regeneration der physischen Strukturen. Ich war erstaunt darüber, dass alle drei Klienten sehr gut auf die Heilbehandlung ansprachen. Die „Sudeck-Symptome“ konnten schon nach zwei bis drei Behandlungen deutlich reduziert werden und klangen nach wenigen zusätzlichen Behandlungen vollständig ab.

Ich habe in den letzten dreißig Jahren mit dem Geistigen Heilen viele schöne Momente erlebt. Auch in meiner Familie war ich einmal Zeuge einer erfolgreichen Akutbehandlung. Jeden Herbst fuhr ich mit meinen Kindern und meiner Ex-Frau nach Italien ans Meer. Einige Tage vor der Abreise nach Italien erlitt meine Tochter einen Fahrradunfall, bei dem sie einen Schneidezahn verlor und sich starke Schürfwunden im Gesicht zuzog. Nachdem der erste Schock abgeklungen war und sie sich im Spiegel betrachtete, war sie verzweifelt über ihr Aussehen und wollte nicht mit uns ans Meer fahren, weil sie sich für ihr Aussehen schämte. Am Tag nach dem Unfall begann ich mit Heilbehandlungen, die ich täglich wiederholte. Schon nach drei bis vier Tagen verbesserten sich die Schürfungen in ihrem Gesicht deutlich, und kurz nach unserer Ankunft in der Toskana konnte man keine Unfallspuren mehr erkennen. Die intensiven Heilbehandlungen verkürzten den Heilungsprozess im Gesicht deutlich, und meine Tochter konnte, trotz des Sturzes, den Urlaub genießen.

Behandlung von seelischen Krankheiten

Im westlichen Weltbild unterscheiden wir zwischen somatischen (körperlichen) und psychosomatischen (seelischen) Krankheiten. Wir setzen die Seele mit unserer Persönlichkeit gleich. Ist es aber wirklich unsere Seele, die erkrankt, oder sind es Aspekte unserer Persönlichkeit, welche nicht mehr im Einklang mit unserer Seele sind? Was bedeutet Seele und wie unterscheidet sie sich von unserer Persönlichkeit?

Der Schöpfungsplan ist in jedem Menschen angelegt, weil wir ein Teil von etwas Größerem sind. Uns diesen Schöpfungsplan bewusst zu machen oder zu verstehen, fällt meist schwer. Obwohl wir in einer Welt leben, welche ein Ausdruck für die Schöpfungsidee ist, gelingt es uns in der Hektik des Alltags mit all den Ersatzbefriedigungen nicht mehr, diese zu erkennen. Die Grundhaltung im Geistigen Heilen ist die Haltung des Betrachters in einem inneren Zustand der Stille. Wenn man mit dieser Haltung auch außerhalb der Heilungsarbeit lebt, kann man in der Natur die Umsetzung der Schöpfungsidee in ihrer gesamten Vielfältigkeit erfahren. Die Natur ist ein Spielfeld der Schöpfung, welche sich auf mannigfaltige Art und Weise durch sie ausdrücken kann und in welchem alles aufeinander abgestimmt ist und seinen Sinn hat.

In der stillen Betrachtung können wir diese schöpferische, formgebende Kraft erahnen, welche auch in uns wirksam ist. Auch der Mensch ist eine Manifestation einer Idee oder eines Schöpfungsprinzips. Jeder Mensch ist ein Ausdruck der Schöpfung und spiegelt durch seine Persönlichkeit das kreative Schöpfungsprinzip wider.

In unserem Kern, unserer Seele, sind wir alle miteinander verbunden und stammen aus der gleichen Quelle. Wenn der Mensch erkrankt, dann ist dieser Wesenskern nicht betroffen. Der Mensch erkrankt in seinem Erscheinungsbild, welches sich durch seine Persönlichkeit manifestiert.

Unsere Lebenserfahrungen, unsere Gedanken und unsere Emotionen sind in unserer Aura gespeichert und bilden unsere emotionalen und mentalen Muster. Nicht alle unsere Muster stammen aus der aktuellen Inkarnation. Unsere Aura fungiert als Speicher und überdauert den Sterbeprozess. Emotionale und mentale Muster oder Prägungen werden nur zum Teil in unserer Jugend gesetzt. Wenn wir zum Beispiel ein Leben in Wut, Egoismus, Neid oder anderen schädlichen emotionalen Mustern gelebt haben, wirken diese negativen Eigenschaften auch nach unserem physischen Tod auf uns und können die nächste Inkarnation beeinflussen.

Wir sollten achtsam und verantwortungsvoll mit unseren Gedanken und unseren Emotionen umgehen. Das Sprichwort „Was wir säen, werden wir ernten“ gilt nicht nur für das jetzige Leben. Die Wirkung unserer Emotionen und Gedanken ist viel weitreichender, als wir uns bewusst sind.

Bert Hellinger schreibt in seinen Büchern, dass eine Missachtung der Ordnung in einem Familiensystem über sieben Generationen einen Einfluss auf das System zeigt. Der Mensch ist durch sein Denken und Fühlen jeden Tag schöpferisch tätig. Unsere Gedanken und Gefühle sind formbildende Kräfte. Alles Leben wird durchdrungen von einer universellen Lebenskraft. Diese Lebenskraft ist ein morphogenetisches Feld, welches in seiner Natur verbindend und aufbauend wirkt. Dieses Feld ist ohne Absicht und Wertung. Mithilfe unserer Gedanken und unserer Emotionen können wir dieses Feld beeinflussen und die Energie aus diesem Feld in eine Form bringen. Wenn ein Gedanke zu einem Zwang wird und sich immer wiederholt, wird sich dieser

Gedanke als feinstoffliche Struktur manifestieren. Dies gilt sowohl für destruktive als auch für förderliche und aufbauende Gedanken und Emotionen.

Die geformten Gedanken und Gefühle lösen sich mit unserem Sterben nicht einfach auf, sondern sind in unserer Aura verankert und wirken über unseren Tod hinaus weiter auf uns ein. Diese von uns erschaffenen Energieformen streben nach Verwirklichung. Leider geht das Leben manchmal in eine andere Richtung, als wir es uns wünschen. Den Zeitpunkt, an dem unsere Wünsche wahr werden, können wir oft nicht selbst bestimmen.

Aus diesem Grund treten manchmal Ereignisse in unser Leben, deren Ursachen uns unbekannt scheinen. Oftmals handelt es sich dabei um die Realisation von Gedanken und Gefühlen, die weit zurückliegen. Was wir säen, ernten wir. Der Zeitpunkt, an dem wir die Ernte einfahren können, liegt aber nicht immer in unserer Hand. Was wir aber sicher bestimmen können, ist das Saatgut, welches wir säen. Wenn es uns gelingt, unsere Gedanken und unsere Gefühle aus einer Negativspirale zu lösen und in eine positive Richtung zu lenken, so wird das unser Saatgut bereichern. Je stärker unsere lebensfreundliche Saat ist, desto mehr entziehen wir unseren destruktiven Kreationen die Lebensgrundlage oder die Energie, und sie werden sich mit der Zeit abschwächen.

Es gibt viele Bücher über das Wünschen nach Erfolg, Reichtum, Glück und vieles mehr. Wir haben unseren Lebensplan schon vor unserer Geburt geschrieben. Wenn wir beginnen, im Jetzt zu leben und dem Leben mit all seinen Manifestationen zu danken, dann sind wir verbunden mit unserem Lebensplan. Wir können der Sprache unserer Seele und unserer Intuition folgen; und das Glück wird sich dann automatisch in unserem Leben einstellen. Glück ist aber nicht immer von unseren materiellen Gütern abhängig. Die materiell Reichen sind nicht immer die Glücklichsten. Innere Zufriedenheit stellt sich dann ein, wenn wir unser Leben in Übereinstimmung mit unserem Seelenplan leben können. Wenn man sein Leben nur auf seine Wünsche ausrichtet, verpasst man das Leben, denn man lebt dadurch ein Leben in der Zukunft und nicht in der Gegenwart.

In der Behandlung von Klienten mit einem schweren psychischen Leiden bin ich immer sehr zurückhaltend. Die Ursachen können karmisch bedingt sein und oft sehr weit zurückliegen. Wenn es vom Klienten gewünscht wird, begleite ich ihn, indem ich ihn dabei unterstütze, seine Lebenskraft zu stärken. In einem Zustand der Erschöpfung fällt es einem Klienten oft schwer, sich mit seinen negativen Mustern auseinanderzusetzen oder sich aus ihnen zu lösen. Ich mische mich nie in eine ärztliche oder psychiatrische Behandlung ein. Oft werde ich von den Klienten gefragt, ob sie ihre Medikamente absetzen sollen. Die Reduktion oder Absetzung von Medikamenten liegt nicht in der Kompetenz eines Heilers. Für diese Frage verweise ich die Klienten immer an ihren Arzt. Eine Reduktion der Medikamente sollte immer unter ärztlicher Absprache erfolgen.

Vielleicht wird die Zukunft einmal eine Synthese von Schulmedizin und Geistigem Heilen bringen – zum Wohle aller Menschen!

Dank & Nachwort

Meinem Verleger, Dr. Peter Michel, danke ich für die Möglichkeit, auch mein zweites Buch im Aquamarin Verlag zu veröffentlichen. Die Herausgabe des ersten Buches hat zu vielen Veränderungen in meinem Leben geführt. Ich bekam die Möglichkeit, mit dem Geistigen Heilen in Form von Seminaren und Vorträgen vermehrt an die Öffentlichkeit zu treten. Ich bin dankbar, dass ich das Geistige Heilen nach außen tragen darf.

Meiner Frau danke ich für ihre vorbehaltslose Unterstützung bei all meinen Vorhaben und ihre konstruktive Kritik.

Nicht zuletzt gilt all meinen Klienten ein großer Dank für die Erfahrungen, die ich mit ihnen sammeln durfte.

Ich hoffe, dass ich mit diesem Buch vielen Menschen einen Einblick in das Geistige Heilen geben kann. Es ist mir wichtig, dass der Mensch erkennt, welches Potenzial er in sich trägt. Ich wünsche mir, dass meine Leser und Leserinnen ihre Ressourcen finden und diese für sich und andere unterstützend zu nutzen wissen. Dies wird zu einer harmonischeren Welt beitragen.

Die Tiefe dieser Arbeit fasziniert mich immer wieder aufs Neue. Auch nach über fünfunddreißig Jahren Heilungsarbeit habe ich das Gefühl, nur einen Bruchteil dieses Weges gegangen zu sein.

Urs Gisler

Geistheilung

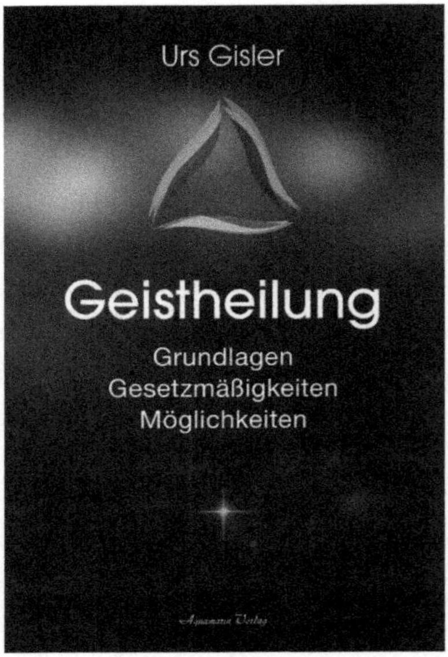

Urs Gisler wurde in der Tradition Harry Edwards ausgebildet, des wohl größten Geistheilers der Neuzeit. Wer in seiner Nachfolge arbeitet, verbindet in seiner Heilertätigkeit Himmel und Erde.
Dieses Buch rückt daher die geistigen Gesetzmäßigkeiten des Heilens in den Vordergrund. Es geht nicht darum, schnell die Hände aufzulegen, einige Worte zu murmeln und ein paar rituelle Gesten durchzuführen; sondern es geht um innere Verbundenheit mit einer göttlichen Quelle, um Demut und Hingabe. Wie bereits das Wort „Geist-Heilung" zum Ausdruck bringt, geht es um die Heilung des Geistes durch den GEIST.
Wer als Heiler wahrhaft eingestimmt auf die Kraft des GEISTES ist, der kann auf vielen verschiedenen Bahnen diese heilende Energie zu den Menschen bringen. Urs Gisler greift in diesem Grundlagenbuch auf Jahrzehnte der Erfahrung als Heiler zurück und vermag so die Gesetzmäßigkeiten und zugleich die Möglichkeiten aufzuzeigen, die im geistigen Heilen verborgen liegen.
Eine meisterhafte Studie über das Heilen, die eine Tiefendimension aufzeigt, die völlig neue Wege der Heilkunst erschließt!

Urs Gisler
Geistheilung
Grundlagen – Gesetzmäßigkeiten – Möglichkeiten
ISBN 978-3-89427-755-0

Renée Bonanomi zählt zu den Stillen im Lande. Dennoch ist sie im Laufe mehrerer Jahrzehnte zur bedeutendsten geistigen Heilerin der Schweiz geworden, was für ihre außergewöhnlichen Fähigkeiten spricht. Dieses Buch über Geistheilung ist bahnbrechend, weil niemals zuvor mit solch unbestechlicher Klarheit die ewigen GESETZE des Heilens dargelegt wurden.
Kein Heiler darf gegen diese Gesetze verstoßen, andernfalls wird ihm seine Gabe genommen werden.

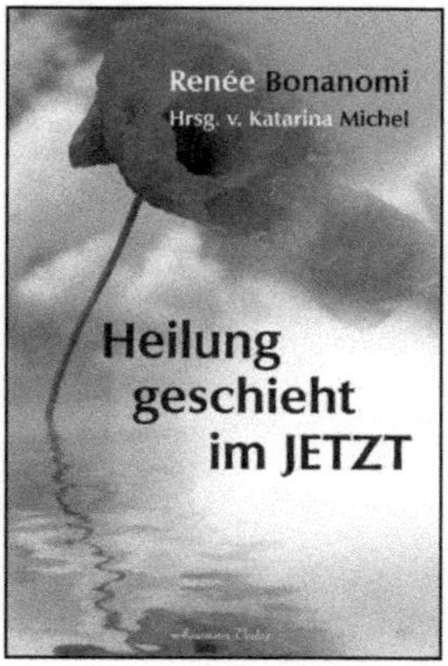

Renée Bonanomi
Hrsg. v. Katarina Michel
Heilung geschieht im Jetzt
978-3-89427-594-5

Die „Zwölf Gesetze der Heilung“ stellen keinen „How-to-do-Ratgeber“ dar, sondern behandeln das Wesen von Gesundheit und Krankheit von ihrem Ursprung her. Wer diese „Zwölf Gesetze“ in seinem Leben verwirklicht, wird möglicherweise zu seiner eigenen Überraschung feststellen, dass er keine äußere Behandlung mehr benötigt. Er wird unzweifelhaft erkennen: „Wahre Heilung beginnt im Inneren!“

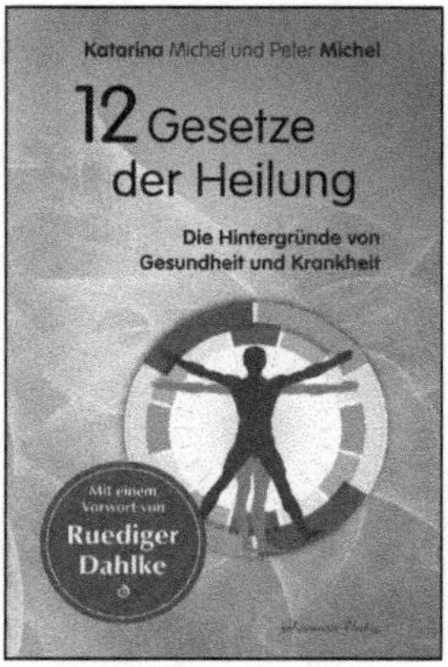

K. u. P. Michel
12 Gesetze der Heilung
Die Hintergründe von Gesundheit und Krankheit
978-3-89427-560-0, HC, 192 S.